専門医が教える

体にやさしい ハーブ生活

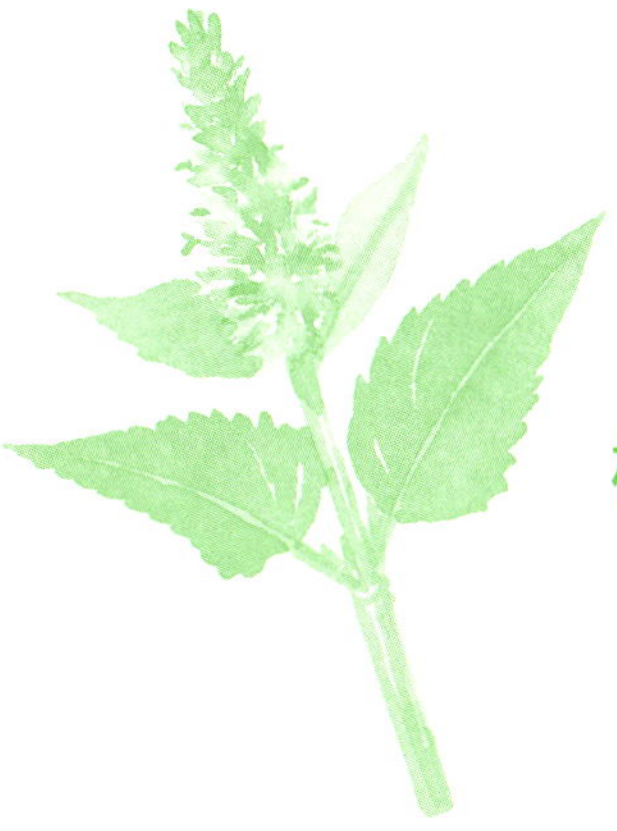

緑蔭診療所
橋口玲子
Hashiguchi Reiko

幻冬舎

はじめに

あなたはハーブを知っていますか？

今の日本で、ハーブは誰もが知っている言葉。ハーブ入りシャンプーや入浴剤からはじまって、ハーブ石けん、ハーブ化粧品、ハーブキャンディー、ハーブ飲料、ハーブ料理、ガーデニングなど、とりわけ女性が好む日用品や嗜好《しこう》品のあちこちに、ハーブは顔を出しています。

ハーブ、とひとことでいっても、種類は何千もあって効能・性質も実にさまざまです。なかには毒性のあるハーブだってあるのに、ハーブと聞いただけで「自然のものだから安心」とか「なんとなくからだによさそう」くらいにあいまいに感じている人は少なくありません。

ハーブが何度もブームを重ねてきたわりに、それほど生活に根づかないのは、「ハーブのホントのところ」が知らされていないからかもしれません。「ハーブは安心」と神話的に考える裏には、「たかが葉っぱ、そんなに効《き》くわけない」という相反する思いが根強くあって、ハーブを単なる日用品にとどめてしまっているのです。それではあまりにもったいない！

ハーブは太古の昔から、莫大なトライアンドエラーを経て選ばれた薬効の高い植物です。現在の西洋医学の薬も半分以上は植物由来。ハーブはいわば治療薬の源流なのです。だから、自然から離れつつある現代人のストレスと心身疲労を丸ごと癒《いや》す大地の薬として、ハーブの素朴ながらも確かな力をもっと知っていただきたいのです。

胃腸薬やドリンク剤に限界を感じたらハーブ

ある統計によると、医薬品の売れゆきベスト2は、胃腸薬と栄養ドリンクだそうです。胃の不調と疲れをどうにかしなくちゃ仕事にならない！　それでとりあえず胃腸薬と栄養ドリンク。誰しも経験があるでしょう。

しかし、年に1度だったこれらの薬とのご対面が、月に1度になり、週に1度くらいまで増えてくると、ほとんどの人は「これでいいのかな、いや、いいわけないな」と思いはじめます。

胃腸薬や栄養ドリンクといった市販薬は、今そこにある痛みや疲れには有効ですが、瞬間的な作用にすぎず、治癒とはいえません。だから何度も繰《く》り返し、そのつど薬が必要になってくるのです。疲れや不調を引き起こす根本に目は向けられず、隠すことが先決でつねに後まわし。これではからだ全体がよくない方向に進んでしまうのは当然です。生理痛をおさえるために月ごとに服《の》む鎮痛剤や、どんどん増える下剤なども同じこと。多くの人がこのむなしさに気づきながら「とりあえず薬を買って服む」生活から抜け出せずに困っています。

薬の効果と限界はわかった！　ある意味ではありがたいけど、もううんざりだ！　やはりこのままではいけないな……そんなふうに感じている人こそ、前向きな姿勢でハーブ、なのです。1カ月くらい休暇をとって、からだと心をリセットしたい。でもできない……そんな人の心身に、ハーブは自然の力をもたらしてくれるでしょう。

ハーブの役割は「セルフ・キュア」

セルフ・ケアという言葉を聞いたことがあるでしょうか？　直訳すると「自分で注意する」とか「自分で自分を世話する」くらいの意味です。野菜中心の食生活を心がけるとか、下着を1枚多く重ねて冷えないようにするとか、カラオケでその日のストレスを解消するとか、人それぞれに健康を保つやり方があると思いますが、これがセルフ・ケア。病気にならないための日常的な予防法です。ハーブも、たまにハーブ料理を食べるくらいだとセルフ・ケアです。

さらに踏み込んだところに「セルフ・キュア」という考え方があります。「自分で保護する」「自分で治癒させる」といった意味です。予防にとどまらず、不調に向かったからだを元通りにさせるという、より積極的な考えを含んでいます。

セルフ・キュアの中心こそハーブ。単なる「胃が痛いから胃腸薬を服む」といった対症療法的なレベルだけでなく、どうしてそのような症状が出るのか、原因の根本を探り、からだ全体をトータルに活気づける力がハーブにはあるのです。もちろんたった1度、ハーブティーを飲んだだけで胃痛が楽になることも実際にはあります。それではまだ、胃腸薬を買って服むのと何ら変わりはありません。

もう一歩踏み込んで、自分はもともと胃が弱く疲れると胃にきやすいから、毎食後にミントとカモミールのブレンドティーを飲むようにする。しょっちゅう風邪をひくからタイムとセージを料理に取り入れる。こうなると立派な「セルフ・キュア」になるのです。

自分に合うハーブは必ずある！

この本は、あなたが今かかえているからだの不調と心の状態、あるいは生活環境を手がかりに、あなたに合うハーブと出会える本です。

胃腸の調子が気になる人は第２章から。風邪をひきやすい、のどや鼻に問題が出やすいという人は第３章から。あるいは不眠・イライラをどうにかしたいという人は第４章から、というように人によって読みはじめの章が異なってかまいません。

これだと思えるフレーズを発見したら、まずはティーから、ハーブ生活をはじめましょう。それは積極的なセルフ・キュア。自然治癒力を高め、病気に屈しないからだづくりのはじまりです。

できるだけ長く続けていただき、ハーブ生活の目的が真の意味で達成されるために、本書ではおいしいハーブ料理やブレンドティーのレシピも紹介しています。

ハーブそれぞれの薬効と生活に根づかせる手だてがわかったら、あとはあなたらしく楽しくアレンジしていただければと願います。

そうすればいつの日か、大切な人にも適切なハーブを選んであげられる、そんなあなたになれることでしょう。

平成12年６月

医学博士　**橋口玲子**

目次

専門医が教える
体にやさしいハーブ生活

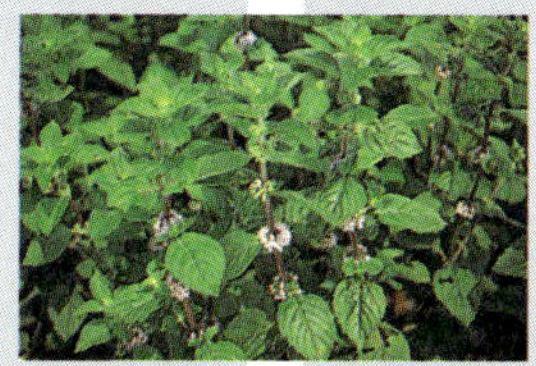

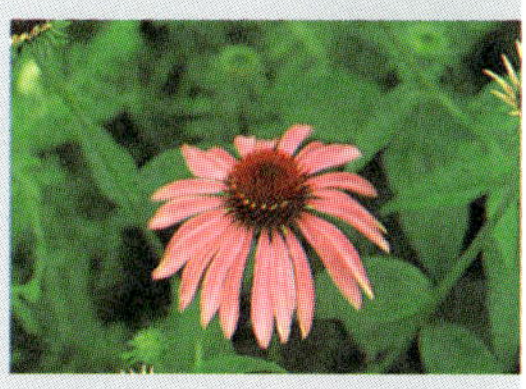

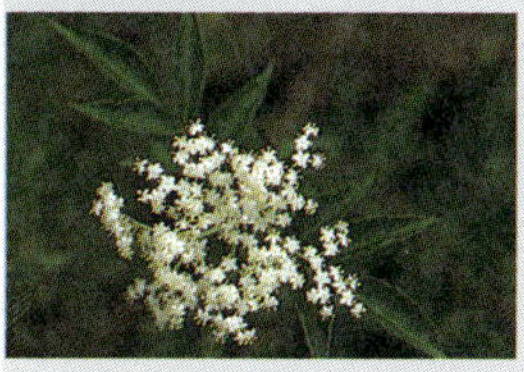

【目次】

装幀／こやまたかこ
装画／阿部真由美
取材・構成・編集／五十嵐裕治・堀井玖美（創作舎）
撮影／渡辺清子（クラッカースタジオ）
レイアウト／COOデザインオフィス

第1章　ハーブ生活のすすめ

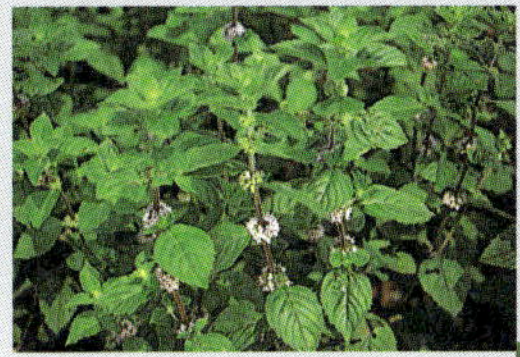

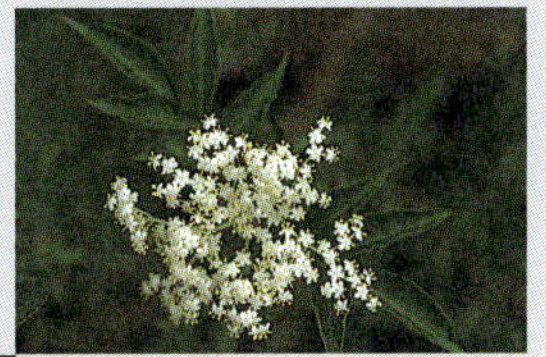

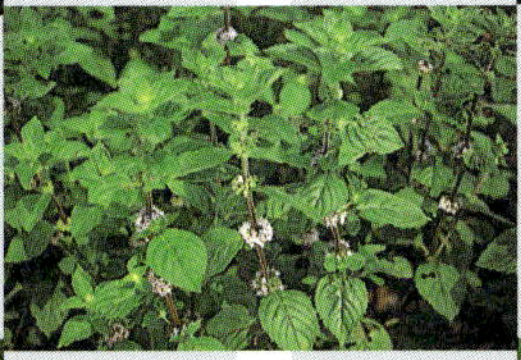

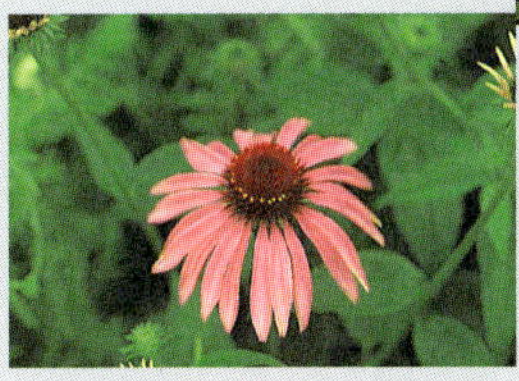

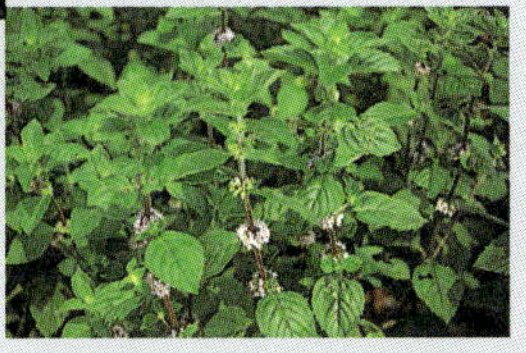

ハーブとは何でしょう？

天然の植物を使って病気を治したり予防したりといった行為は、長い歴史のなかで世界のいたるところではじまりました。中国、インド、ヨーロッパ、アメリカ、そして日本でも、身近にある植物が「治し」の主役だったのです。

最初は、近くに繁《しげ》っている植物を口にしてみたら、思わぬ効果があって、じゃあ、こっちの草はどうかな？　というレベルの、人間にとってごくごく自然な行為でした。

中国には「医薬の神」「農業の祖」と呼ばれた神農という伝説の人物がいます。一説では、身のまわりのあらゆる植物を片っぱしから食べ暮らし、その効能を確かめたといわれます。神農ほどでなくても、自分のからだで試した「体験派」といえる膨大な数の人々が世界中にいて、想像を超えた取捨選択が行われ、各地のハーブ医学をつくり出してきたのです。

また、こうした体験派に対し、「感覚派」といえる方法で植物にアプローチしていった人々もいます。例えば、レタスの葉のつけねを折ると、そこから白濁した汁が滲《にじ》み出ますが、その色から母乳をイメージし、「レタスは母乳の出をよくするかもしれない」と思いつき、実際に試してみるというような……。

こういった原始的できわめて素朴な行為の積み重ねこそ、ハーブの本質なのです。

ハーブの歴史

中国漢方医学（中医学）は、紀元前１０００年頃に書かれた理論書が今なお研究され、臨床に活かされています。鍼《はり》や按摩《あんま》といった物理的な治療方法に薬草（ハーブ）を中心とする内服薬による治療法が結びつき、体系化がなされてきました。

19世紀、西洋の宣教師たちの建てた病院が、伝統的な中医学をすみに追いやった時期もありましたが、１９６０年代に５つの中医大学が設立されると同時に、国の標準的な医療として認められ、現在に至っています。

また、インドの伝承医学・アーユルヴェーダも、中医学と同時期に著された文献が理論のもとになっています。紀元前５１１年、インドに侵入したペルシア人によって新しいハーブがつけ加えられ、呼吸法やヨーガとともにその大枠が構成されました。途中、インドを植民地としたイギリス人が、アーユルヴェーダの学校を閉鎖するなどの苦難もありましたが、幸いなことに古代からの伝承医学の根絶には至りませんでした。

中国やインドは、素朴なハーブ医学から、独自の医学体系が見事につくりあげられた典型です。

一方、西洋ハーブ医学は、18世紀を境に大きく変わりました。薬効のある植物の有効成分をつきとめ、その成分だけを取り出して「薬」として使う近代薬学の方向に向かっていったのです。以来、数千種類の物質が発見され、やがて化学構造の解明に研究者たちはやっきになります。人工的に合成する技術を獲得し、化学製剤が使われはじめると、植物そのものを丸ごと活用して自然の調和を取り入れる本来のハーブ医学への関心はどんどん薄れ、外科手術を含めた現代医療が全世界的に主流となります。先進国のほとんど、そしてこの日本でも、ハーブの素朴な長所は人々から忘れられたかのようにみえました。

しかし、優れた価値のある化学薬品も、20世紀になると副作用の問題がもちあがり、ふたたび生薬学に目が向けられるようになります。

ストレスとハーブ

日本に西洋ハーブが紹介されて数十年がたちます。ずっと、「おいしいから飲む」という嗜好的な感覚や、「おしゃれだから」というファッション感覚の域を出なかったハーブが、今ふたたび別の角度から脚光を浴びています。

それは、ハーブがもっているストレスへの効力。生活習慣病やうつ病、アレルギーなどの現代病と密接に関係する「ストレス」というやっかいな存在を、もっとも素朴なハーブが癒すとは、なんとも不思議な感じがするかもしれません。

ストレスというと、人間関係などによる心のストレス（心理的ストレス）を思い浮かべがちですが、その他にもさまざまな種類があります（下表参照）。

すべてのストレスから逃れて生きることは不可能です。どうしたってふりかかってくるストレスは、できるだけためこまず、早めに解消していくことが、病気にならず現代生活を生きぬく最大の秘訣なのです。

ストレスを解消する方法といえば、スポーツなどで汗を流したり、カラオケやショッピングで発散したりするのが一般的です。音楽や入浴でリラックスするのもいいし、各種マッサージも効果的。長期間の休みをとって旅行に出かけるなどは、転地療法の一種でとても有益です。

ところが、忙しくてストレスをためがちな人ほど、時間や場所の制約が厳しく、ストレスを解消できずにいる現実があります。

いつもの暮らしの場で、もっと手軽で簡単にできる方法はないものか。多くの人がそう感じています。利便性を追求するあまり、どんどん自然とかけ離れていく都市型生活がストレスを増幅させることも、誰もが気づいている事実です。

こんな時代にあって、からだに自然を呼び起こす清涼剤のような役割をもつハーブへの期待はますます高まっています。

◆ストレスの種類・原因

物理的ストレス（環境的ストレス）	機械的な騒音・振動・温度（冷暖房）・光（ディスプレイや照明）・紫外線など
化学的ストレス	食品添加物・タバコ・アルコール・排ガス・薬物など
生物学的ストレス	細菌・ウイルス・カビなどによる感染症やアレルギー、自己免疫反応、老化
社会的ストレス	政治経済問題・家庭問題・退職・通勤・冠婚葬祭・ローン・情報過多など
心理的ストレス	不安・抑うつ・怒り・憎悪・悲しみ・ねたみなど、仕事や生活上の出来事、人間関係の問題

ハーブの効能

感染症などの生物学的ストレスや、紫外線などの物理的ストレス、悩みや不安感などの心理的ストレスにさらされると、体内ではフリーラジカルという生理活性物質が生じます。

フリーラジカルはがん細胞のような不要な細胞の増殖を抑えたり、細菌を退治するなど、からだの味方となる働きをもっていますが、多すぎるとたんに、正常細胞まで傷つける悪者に転化してしまいます。フリーラジカルはひじょうに不安定で次々に酸化反応を引き起こします。いわばからだを錆《さび》つかせるもとと考えればよく、コレステロールを悪玉に変えたり、血管壁を傷つけて血栓をできやすくしたり、遺伝子を傷つけてがんを引き起こすきっかけになったりします。

人間のからだには、もともとフリーラジカルを適度に抑えるシステムが備わっているのですが、その代表のひとつがビタミンC、E、カロチンなどの抗酸化ビタミンです。抗酸化ビタミンは緑黄色野菜、果物などに豊富ですが、ハーブにも豊富に含むものがあります。

もうひとつが、フリーラジカルの代表である「活性酸素」を取り除く活性酸素除去酵素（ＳＯＤ）です。もちろん、野菜や果物、卵などにもＳＯＤは含まれていますが、ハーブはとくに豊富です。また、赤ワインで有名になったポリフェノールも抗酸化作用をもっていますが、ハーブにもさまざまなポリフェノールが豊富に含まれています。むしろＳＯＤやポリフェノールに富む植物がハーブと呼ばれているといったほうがよく、これがハーブ最大の効能で、共通点なのです。

さらにハーブにはフラボノイド、アルカノイドなどの種々の生理活性物質が含まれます。食物繊維や粘液質を含むものもあり、これらが各ハーブの効能のちが

◆ハーブの効能の特徴

(1) 活性酸素除去酵素（ＳＯＤ）やポリフェノール、抗酸化ビタミンを豊富に含み、細胞の老化を防ぐ。
(2) フラボノイドやアルカノイド、粘液質、食物繊維などを含み、種々の生体調節作用をもつ。
(3) 精油成分を含み、アロマセラピー効果ももつ。

いのもとになっています。

また、ティーにしたときによい香りがするハーブは、微量の揮発成分（精油成分）を含んでいます。精油は鼻の粘膜に付着し、嗅《きゅう》神経を介して脳の中の自律神経系、ホルモン系、免疫系の中枢である視床下部や、活動と休息をコントロールしている大脳辺縁系に作用して、リラックスやリフレッシュ作用をもたらします。ハーブティーの効用としては、このようなアロマセラピーの効果も重要です。

以上のような効能によって、ハーブはストレスに対抗する力を心身両面から高めてくれます。現代のようなストレス社会で健康に生きていくには強い味方といえるでしょう。

まずはハーブティーからはじめましょう

ハーブは、浸剤（茶剤）、浸出油、チンキ剤、散剤、カプセル剤、軟こう剤などさまざまな利用法があります。どれも自分で手作りできるところにハーブのよさがあるといえますが、かける手間や時間が新たなストレスになってしまっては元も子もありません。

ですから、第2章から第5章で自分に合ったハーブが見つかったら、まずは左の手順でハーブティーをつくり、飲んでみましょう。

ここでは、小鍋を使った方法をご紹介しますが、もちろんポットや急須でもかまいません。この場合、紅茶や日本茶をいれるときと同様に、ポットや急須をあらかじめ温めておくことが大切です。

有効成分を十分に引き出す
ハーブティーのつくり方と効果的な飲み方

＜必要なもの（1人分）＞
●小鍋（もしくは急須など）
●茶こし器（もしくはざるなど）
●ハーブ……2～3グラム（指3本でつまむくらいの量が目安）
●水……200 cc

(1) 小鍋に水を入れて火にかけ沸騰させます。
(2) 火を止めてからハーブを入れ、揮発成分が逃げないように必ずフタをします。
(3) そのまましばらくおき、抽出させます。抽出時間は、花ややわらかい葉で3分、固い葉や茎、生のハーブは5分が目安です。
(4) フタを開け、茶こし器などでこしながらカップに注ぎます。
カップに移してからもまだ熱くて湯気が立っていたら、まずはその湯気を十分に吸い込むことをお忘れなく。これによって湯気中の揮発成分（精油成分）が鼻から吸収され、アロマセラピーを兼ねることができます。たとえばカモミールの精油はやわらかな香りで、からだをたちまちリラックスモードに変えてくれます。
(5) ある程度、湯気が消えたら、ティーを口に含みゆっくり味わいます。こうすると、お湯に溶け出した成分が口のなかやのどの荒れをしずめるのです。また、ほおや舌の裏側などの粘膜からは、飲み込むより速いスピードで、ハーブに含まれるさまざまな有効成分が、毛細血管へダイレクトに吸収され、効果的です。

症状別ハーブガイド（第2章～第5章）の見方

ハーブの自然の姿を示す写真
（一部ドライハーブ写真を除く）です。

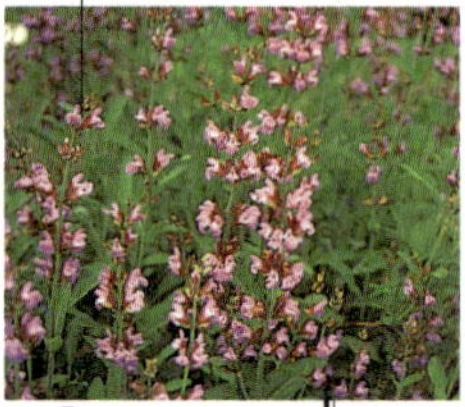

コモンセージ

飲めば免疫バランス整う長寿の草
うがいで口の中を清潔に

セージ

ハーブの薬効や特質を
簡単にまとめました。
最初にここを読み、
興味がわいたら本文を
お読みください。

どんなハーブ？ 昔から「長寿の草」といえばセージのこと。五感を活発にし、お年寄りの記憶力を回復し、若白髪、更年期の諸症状を緩和するなど、今でも「若返りハーブ」の地位はゆるぎません。

どのように効く？ すぐれた抗菌力を利用して、濃いめにいれたティーでうがいをすると、風邪のウイルスをシャットアウト。口内炎や歯肉炎にも効きます。

口は消化器のはじまり。口のケアはからだ全体の健康を支えます。若返りのハーブと呼ばれるのは、エストロゲンという女性ホルモンに似た物質を含むこと、強壮作用によります。

どんな人に効く？ 疲れると口内炎ができやすい人、急に白髪が増えた20～30代の人、生理が不規則な10～20代の女性、更年期で抑うつ気味だったり、ほてりや寝汗がひどい人に向きます。

どんなときに効く？ 老化防止や更年期の諸症状改善を目的にする場合は、1日1杯夕食後が効果的です。

【プロフィール】●種別：シソ科の小低木
●学名：Salvia officinalis ●和名：ヤクヨウサルビア ●有効成分：フラボノイド、エストロゲン様物質など ●利用できる部位：葉

＜作用・適応＞
●抗菌・収れん・内分泌系（ホルモン分泌）を整える・血行促進・胆汁分泌促進・解熱
●咽頭炎・歯肉炎・口内炎・更年期の諸症状・月経不順・低血圧・肥満・抑うつ・物忘れ

薬用として使われる部位を表示。
そのなかでティーに用いられる部分を
色分けしてあります。

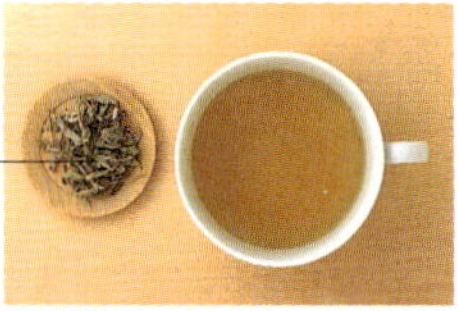

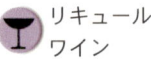

意外とマイルドな味。うがい剤は濃いめに

ハーブティーに使われるドライハーブの写真。
1人分の目安になります。

ハーブティーの味の特色や、
ティーを入れるときの要点です。

ハーブの利用法を8つのアイコンで表示。
用途に合わせ、ハーブを楽しんでください。

- ティー
- お菓子
- 料理
- キャンディー
- リキュール ワイン
- うがい・吸引
- オイル
- 入浴剤

第2章

症状別ハーブガイド
消化器系

Part1
●食べすぎて胃が不快なとき

Part2
●食べすぎていないのに胃が不快なとき

胃もたれや吐き気、胃痛はありませんか？これらは胃腸が弱り、消化の働きが低下して起こる症状です。スムーズな消化は健康の基本。消化機能がうまく働かないと、栄養がいきわたらないだけでなく、さまざまな毒素をためこんで、やがて思わぬ病気を招くことに。不快な胃腸は「からだがよくない方向に傾きはじめている」ことを示す最初の信号と考えましょう。

パート１は、ストレスを和らげ、食べすぎを防ぐハーブ。日頃、おつきあいの飲食が多く、食後や翌日に吐き気や胃もたれなどを起こしやすい人におすすめしたいものです。

パート２は、弱ってしまった消化器を保護し、働きをもどしていくハーブ。胃そのものが弱く、食べすぎてもいないのに胃もたれや胃痛がある人に適したハーブです。

この章では、胃にまつわる２つの状態から、あなたに合うハーブとの出会いをサポートします。

まずはあなたがどちらの状態にあるかを感じてから、読み進んでください。

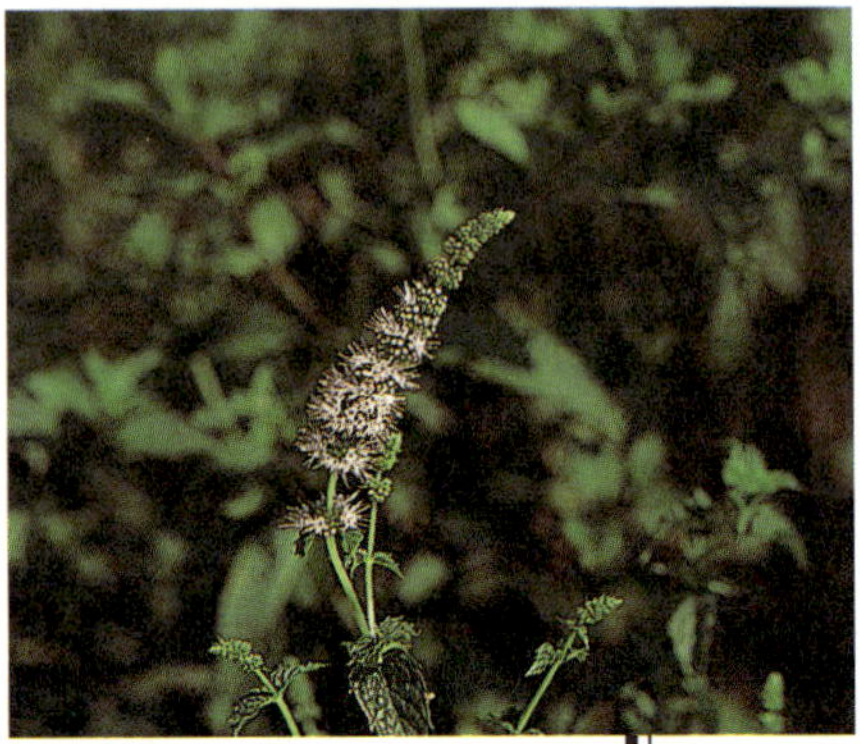

ペパーミント

食べすぎに効く代表的ハーブ
ストレスで過食ぎみのときに
ミント

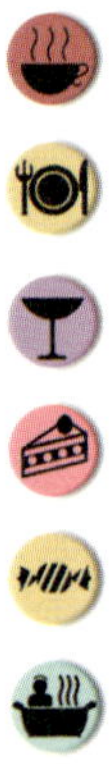

どんなハーブ？　清涼感のある香りが特徴で、日本人好みのハーブです。生命力がたいへん強く交雑しやすいため、世界中で約200種ものミントが自生するといわれ、効能も多岐《たき》にわたります。スーパーマーケットなどでよく見かけるのは2種類。香りの強いペパーミントとマイルドなスペアミントです。作用もペパーミントのほうが強力ですが、芳香が強くて抵抗があるという人、あるいは子どもにはスペアミントを用います。

どのように効く？　ミントは消化管の蠕動《ぜんどう》運動を調節し、胆汁の分泌をうながします。蠕動とは食道から直腸まで、消化管の筋肉が緊張したりゆるんだりしながら食物やその消化されたものを運んでいく動きのことです。蠕動が低下すると、もたれやゲップ、おなかのはりが起こり、亢進《こうしん》するとおなかがゴロゴロ鳴ったり、腹痛が起こります。ミントは、精神的ストレ

【プロフィール】　●種別：シソ科の多年草
●学名：Mentha species　●和名：西洋ハッカ
●有効成分：メントール、フラボノイド、アズレンなど　●利用できる部位：葉

<作用・適応>
●胆汁分泌促進・殺菌・利尿・中枢神経系（脳）の機能亢進・蠕動調節・末梢血管拡張・発汗
●胃のもたれ・ゲップ・吐き気・おなかのはり・食欲不振・胸やけ・心身の疲労・注意力散漫・眠気・偏頭痛・過敏性腸症候群・つわり・便秘

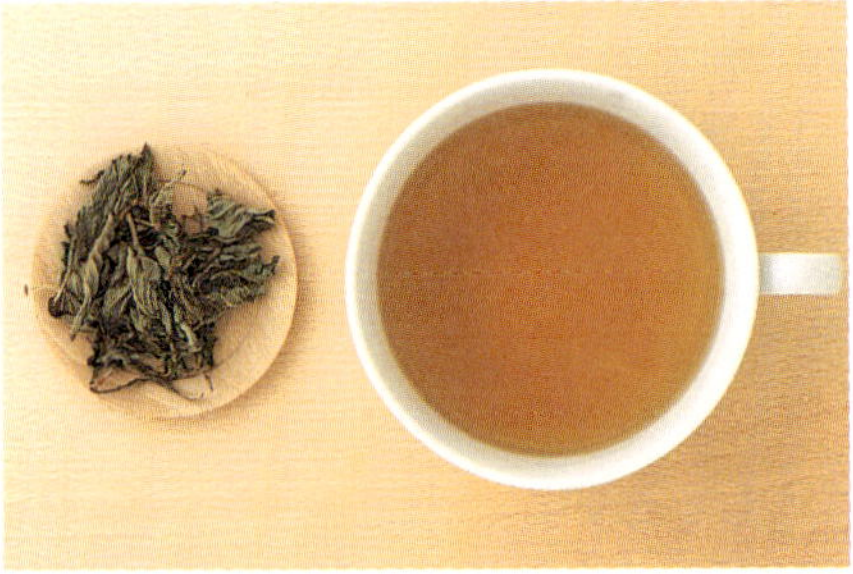

ドライミントティーは脂っこい食事のあとに

スや暴飲暴食などによって動きのおかしくなった胃や腸の蠕動を調節してくれるのです。胆汁は、肝臓でつくられる消化液で、脂肪の吸収に必要ですが、コレステロールなどの代謝にも重要な役割を果たしています。

爽《さわ》やかな香りは、豊富な精油を含み、鼻やのど、気管支のつまりを和らげてくれるので、鼻炎や風邪にも効果があります。また、イライラをしずめ、抑うつや無気力感を改善する精神的な安定化の作用ももっています。

どんな人に効く？　イライラやストレスが食欲に向きがちで、ついつい過食ぎみという人、とくに食べたあと吐き気やもたれ、おなかのはりがある人に向きます。

また、ミントには末梢の血管を拡げて発汗をうながし、ほてりを冷ます作用があります。ですから、イライラしてほてりやすい人にも向きます。逆に冷え症で、冷えると腹痛や下痢を起こしやすい人には向きません。

どんなときに効く？　食べすぎを抑えたいときは、起きがけや食前の1杯のティーが効果的です。思いがけず食べすぎてしまったときは食後に飲めば消化をうながします。生理前の眠気や過食が気になるときに試すのもいいでしょう。また、ミントは妊娠時のつわりにも効果的ですが、出産後は母乳の分泌を減らすことがあるので、授乳期の飲用はひかえめにしましょう。

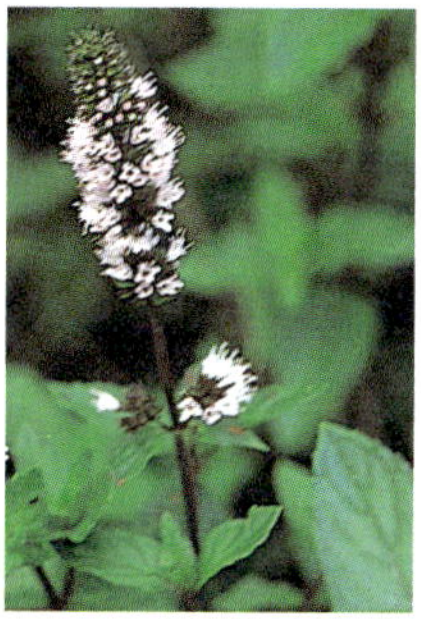
スペアミント

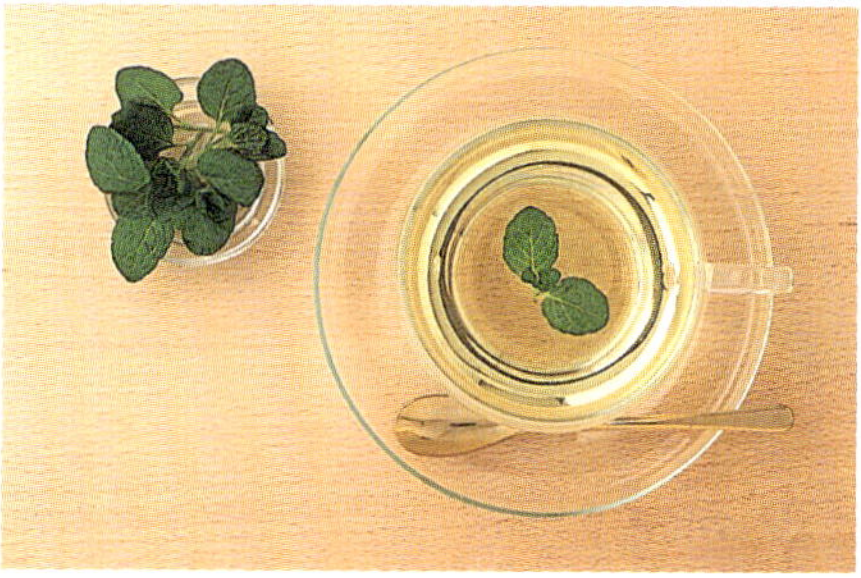
フレッシュミントティーは朝の目覚めに

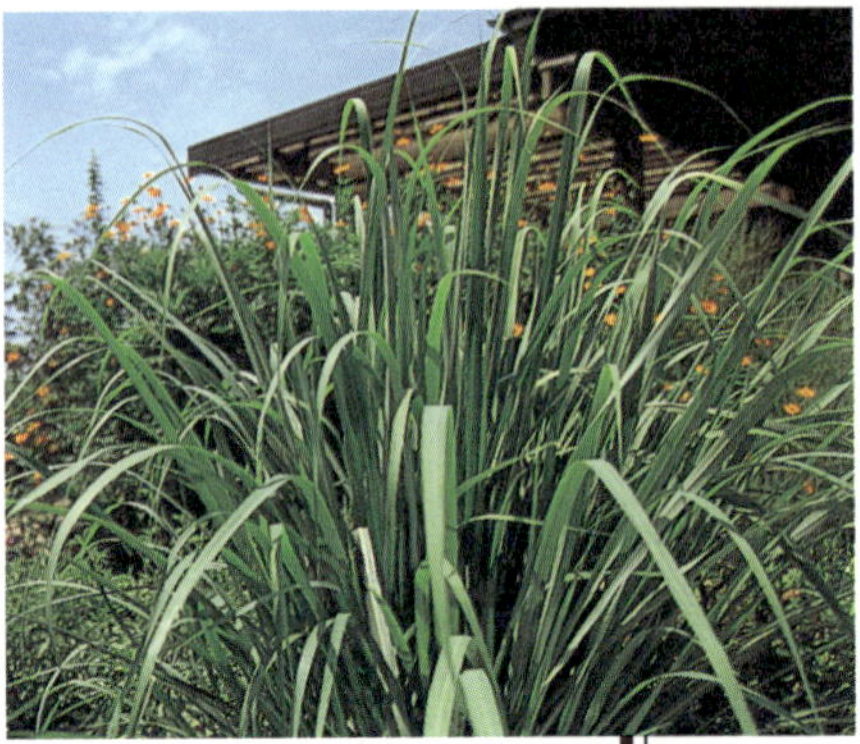

レモングラス

心身疲労が重なって食後の胸やけが続くときに

どんなハーブ？　タイやベトナムの料理に欠かせないレモン風味の植物です。外観はススキに似ていますが、穂はつけず花も実もありません。葉や茎そのものからレモンに似た甘い香りを放ち、青くさいお茶のような芳香をもっています。

どのように効く？　胃に熱がこもったような感じで食後に起こる胸やけには、レモングラスの冷却作用が適度に胃を冷やし、症状を和らげます。レモンと同じ精油成分がイライラ、憂うつなどの精神症状もすっきりさせてくれます。

どんな人に効く？　脂っこい食べ物や刺激物を好み、朝いつも胃が重い人、精神的なストレスで過食しやすい人に。

どんなときに効く？　食後、習慣のように胸やけや胃もたれがするようなとき。

ティー以外の利用法　入浴剤にはペパーミントとのミックスがおすすめです。各10グラムずつの乾燥葉を濃く煮出した液を湯舟に入れます。眠気をさまし、頭がすっきりするので、朝風呂に最適です。

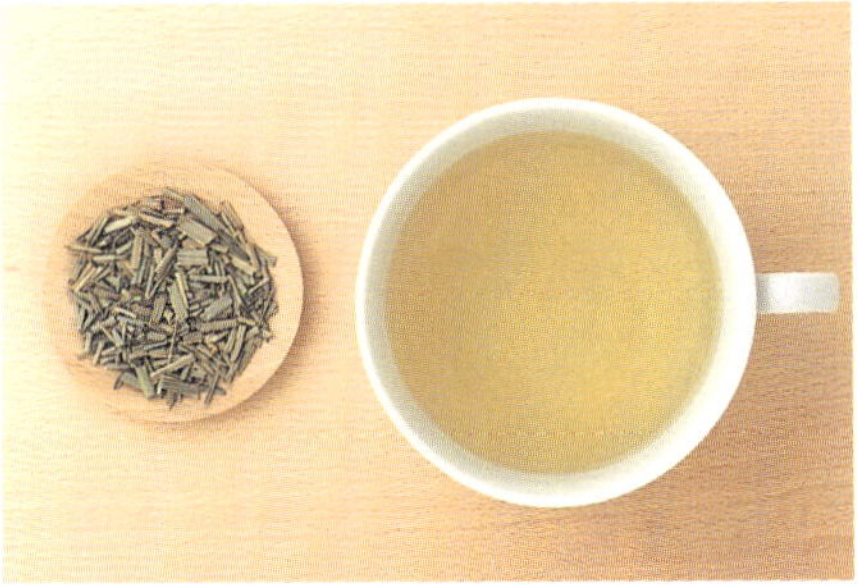

食後に飲むと胃を落ち着かせます

【プロフィール】●種別：イネ科の多年草　●学名：Cymbopogon citratus　●和名：コウスイガヤ　●有効成分：シトラール、ゲラニオールなど　●利用できる部位：葉・茎

＜作用・適応＞
●覚醒・殺菌・利尿・消毒・虫よけ・冷却
●発熱・心身の疲労・集中力の低下・眠気ざまし

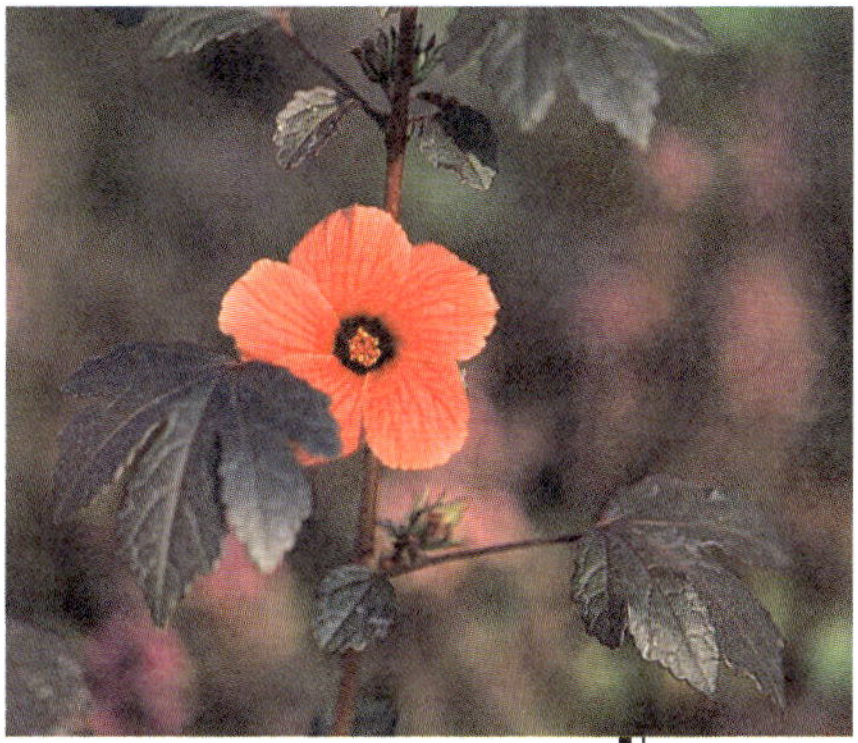

ハイビスカス

食べすぎ・飲みすぎたあとの
むくみが気になるときに

【プロフィール】●種別：アオイ科　●学名：Hibiscus sabodariffa　●和名：ロゼルソウ　●有効成分：クエン酸、アントシアニン系色素、アミノ酸、ビタミンC、鉄、カリウム、カルシウムなど　●利用できる部位：花（がく）部

＜作用・適応＞
●強肝・健胃・利尿・代謝促進・強壮・緩下
●肉体疲労・眼精疲労・むくみ・貧血・便秘・肌荒れ・ダイエット・二日酔い・夏バテ・鼻づまり・たばこによるのどの不快感

どんなハーブ？　見た目にも美しい熱帯の代表的ハーブですが、観賞用とは異なります。天然のクエン酸とビタミンCがひじょうに豊富で独特の酸味があり、美肌とダイエットによいため、古くから女性に好まれてきました。

どのように効く？　クエン酸は体内にたまった疲労物質（乳酸）を燃えやすくし、病気や疲れへの抵抗力を高めます。しかもストレスや喫煙で失われやすいビタミンCや、不足しがちなミネラル類が手伝って新陳代謝を活性化させ、自然治癒力を高めます。

どんな人に効く？　水分を多く摂《と》るわりに尿の回数が少なく汗が出にくいむくみ体質の人や、逆に汗を多くかく人にも向きます。

どんなときに効く？　汗をかくと、いっしょにクエン酸も失われるため、スポーツや入浴後に飲用するとあとの疲労に差が出ます。目覚めのティーとして飲めば、寝起きのむくみが早めに解消されます。

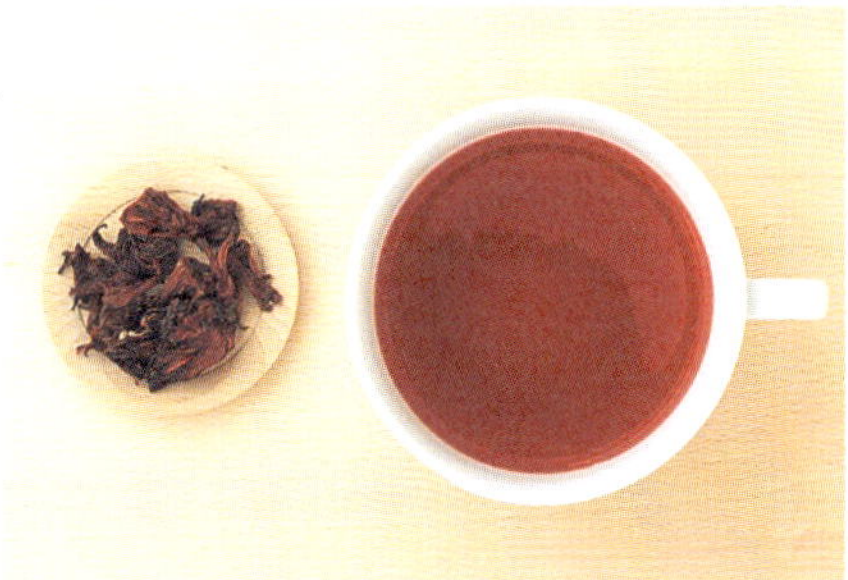

鮮やかな色は見るからに元気倍増です

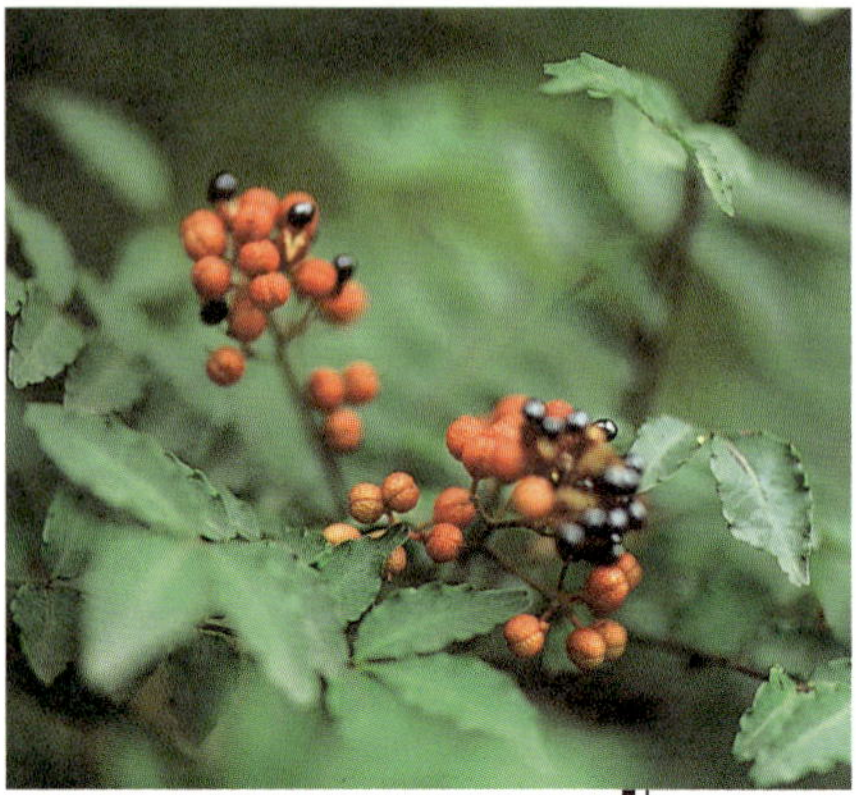

消化が遅く、健全な空腹感がなかなか訪れないときに

サンショウ

どんなハーブ？ ジャパニーズ・ペッパーの別名どおり、原産は日本です。春、枝の先に薄い黄緑色の小さな花を房にして咲かせます。葉と果実には辛みを帯びた強い芳香があります。ウナギの蒲焼きなどにふりかける薬味としておなじみのサンショウは、完熟した実を粉末にしたもので、濃い独特な香りが魚の生臭さを和らげてくれます。

どのように効く？ サンショウの辛み成分が大脳を刺激するとともに胃に直接作用して温めます。大脳から指令を送られた胃腸は活発に動いて消化を進め、消化不良にともなう腹痛を和らげていきます。

どんな人に効く？ 低血圧・低体温で元気が出ない人。テンションが低い人に向きます。胃腸に炎症性・潰瘍性の病気がある場合の使用はひかえましょう。

どんなときに効く？ 食べすぎの胸苦しさがなかなかおさまらないとき。下腹部に膨満感があり、ガスがたまって不快なときなどに有効です。

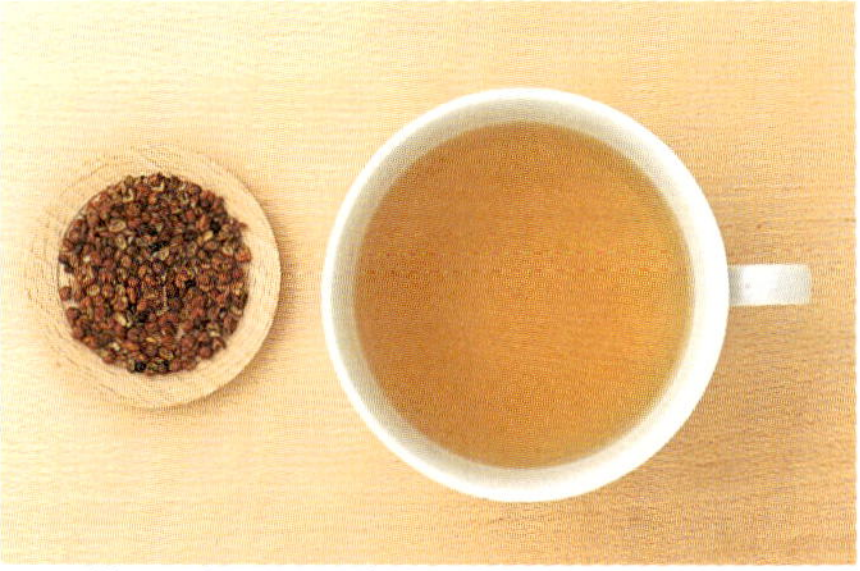

飲みごこちはどこかなつかしい和みの味

【プロフィール】●種別：ミカン科落葉低木 ●英名：Japanese pepper ●有効成分：シトロネラール、サンショオールなど ●利用できる部位：葉・実

＜作用・適応＞
●消炎・鎮静・胃腸の活発化・覚醒
●皮膚の炎症・胸やけ・腹部膨満

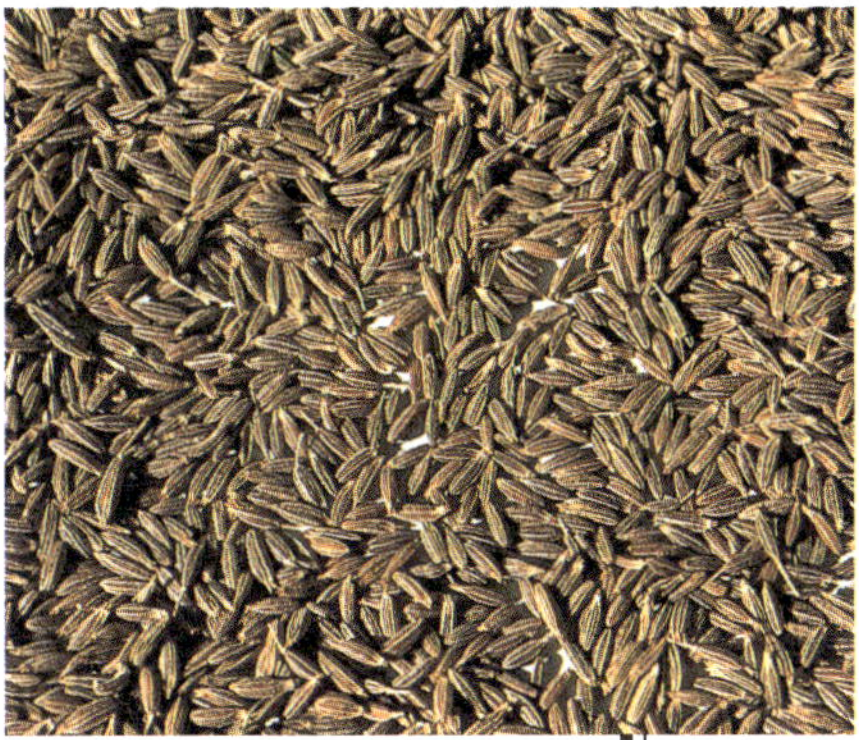

あわただしい食事が続き
げっぷが出やすいときに

クミン

どんなハーブ？　薄茶色になってきた種を摘み取って乾燥させたものがクミンシードです。独特の強い芳香と、ほんの少しの苦みを含んだ辛みがあり、カレーパウダーやチリパウダーなどの重要な配合原料です。クミンだけでもカレーらしい香りがします。

どのように効く？　クミンの有効成分についてはまだよくわかっていませんが、熱を帯びて消化が悪くなった胃腸に働き、げっぷなどを抑えます。

どんな人に効く？　ストレスやあわただしい食事で胃腸の調子が安定しない人や、下痢と便秘をくり返す過敏性腸症候群の人に向きます。

どんなときに効く？　気分が落ちこみがちで物事への意欲がわかないとき。下痢が続いて体力が落ちたときなど。

ティー以外の利用法　クミンは意外なところでさまざまな料理に使われています。カレーを手作りするときは、仕上げにクミンの粉末を使うと味が引き立ちます。

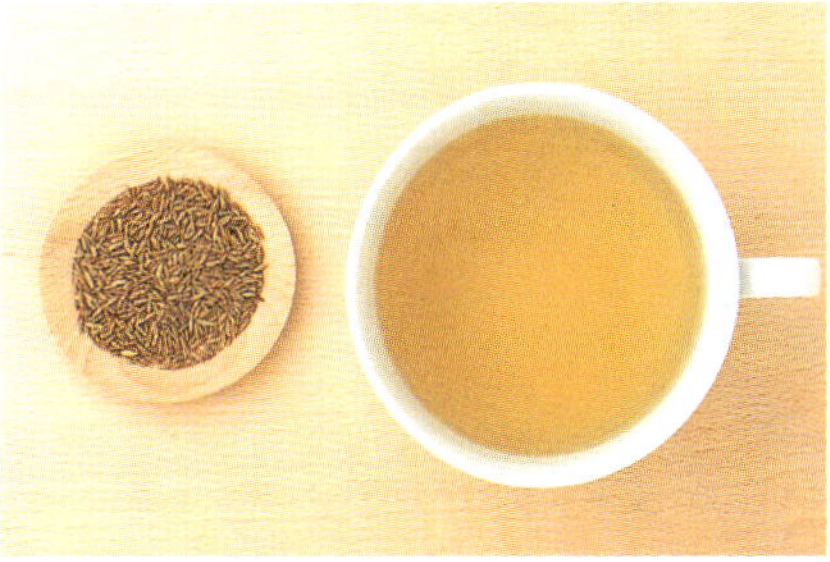

かすかなカレーの風味が元気をくれます

【プロフィール】●種別：セリ科の一年草　●学名：Cumin　●別名：ジェーラ　●利用できる部位：種子

＜作用・適応＞
●消化促進
●下痢・げっぷ・下腹部の膨満感・しゃっくり

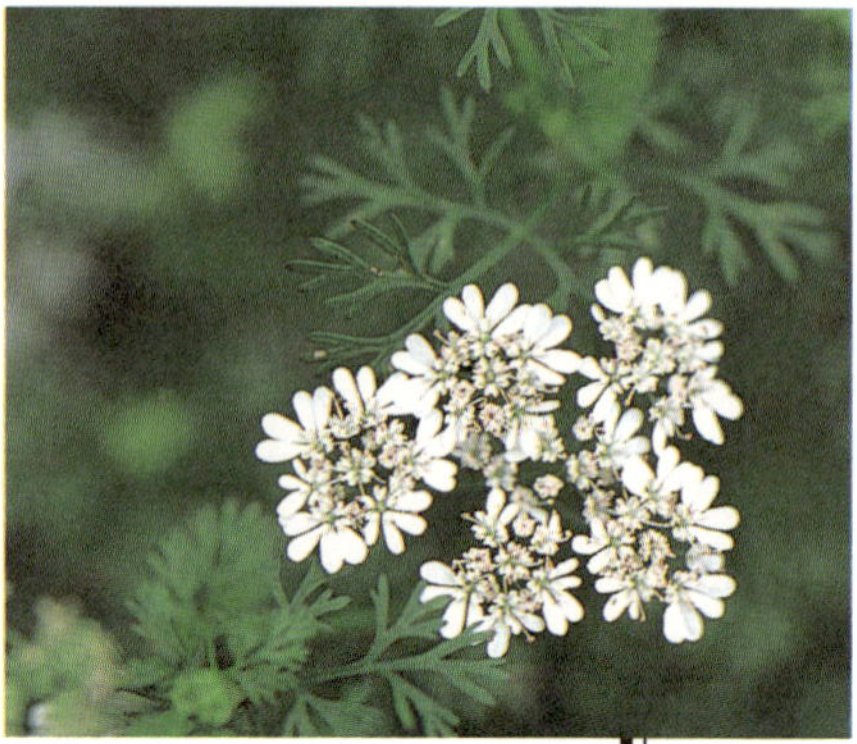

コリアンダー

暑さや湿気でだるいとき　なぜかやる気がわかないときに

【プロフィール】●種別：セリ科の一年草　●学名：Coriandrum sativum　●和名：コエンドロ　●中国名：香草（シャンツァイ）　●タイ名：パクチー　●利用できる部位：葉・茎・根・種子

＜作用・適応＞
●食欲増進・消化促進・腸内ガス蓄積防止・胃液分泌促進・鎮静
●咳の出る風邪・花粉症・口臭

どんなハーブ？　熟した種子はレモンなどの柑橘類とセージを合わせたような芳香で薬用には種子を乾燥させて使います。また、葉、茎、根にも同じような香りがあり、薬効もわずかですがあります。

どのように効く？　コリアンダー独特の芳香が脳を刺激して適度な食欲を増進させます。

どんな人に効く？　梅雨時や季節の変わりめに体調をくずしやすい人や、夏の暑さに弱い人に向きます。

どんなときに効く？　花粉症でだるいとき。あるいは夏バテぎみで食欲がわかないときに適します。

ティー以外の利用法　種子は炒《い》ってから粉末にしてカレーの材料にするほか、原形のままピクルスに加えます。ただし、多く使いすぎないのがおいしさのコツです。コリアンダーの葉は辛みのある煮込みに使われます。とくに若葉は香りが強く、中国風刺身の薬味にしたり、腸詰めの臭み消しや彩りとして添えます。

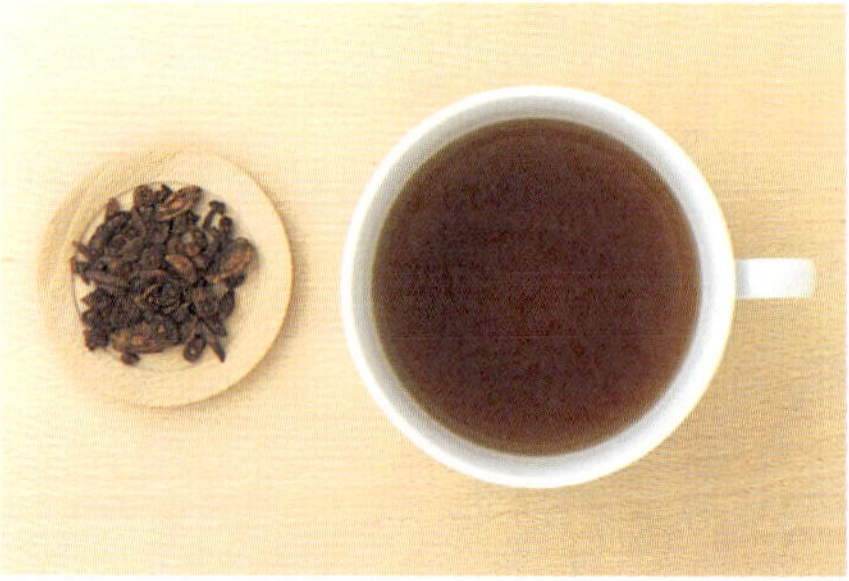

のほほ～んとした風味で口臭を予防

フェンネル

おなかの調子を整えながらきれいにダイエットしたい！

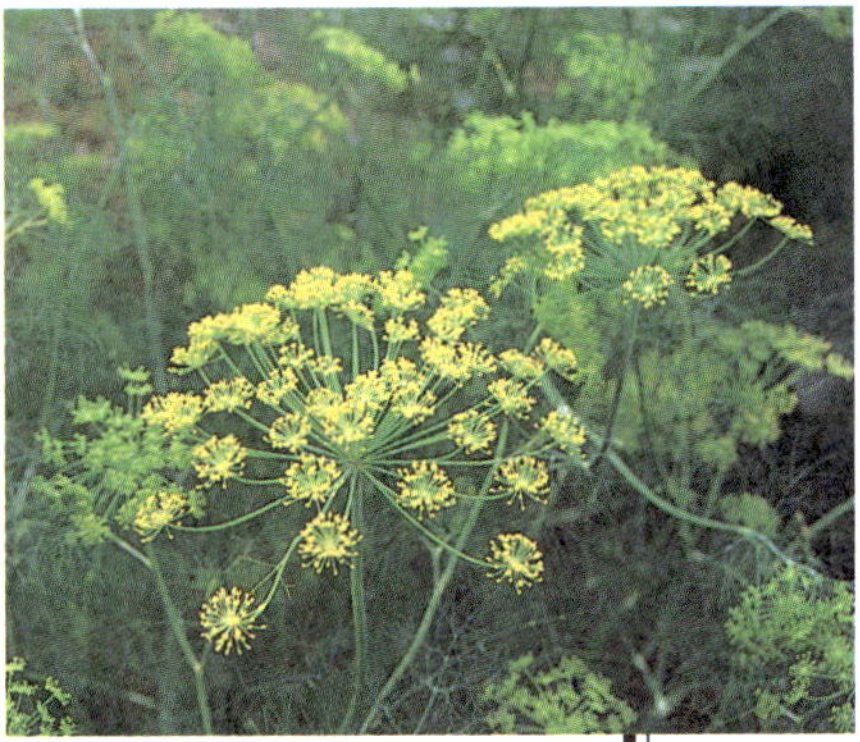

どんなハーブ？ 黄色い小花が美しいフェンネルは魚に合うハーブ。減量効果は古代ギリシア時代から記載があります。

どのように効く？ ダイエットにいいとされるのは利尿と発汗効果。食欲を抑える効果にも期待大です。胃腸に対しては蠕動運動を整える働きがあり、蠕動亢進による腹痛、下痢を和らげ、逆に蠕動低下による腹部膨満、便秘を改善します。

どんな人に効く？ 腹痛、おなかがゴロゴロ鳴る、便通が安定しないなど、過敏性腸症候群の人に向きます。ヨーロッパでは子どもの腹痛にカモミールとブレンドして「ベビーティー」と呼ばれ用いられています。また、むくみやすい人や、筋肉が少なく色白で疲れやすい水太りタイプにも。

どんなときに効く？ 便通が安定せず腹痛をともなうときや、腹痛・下痢を起こさないか心配なときに。また、やむをえず下剤を使うときに併用すれば、下剤による腹痛を和らげます。ダイエットを目的にする場合は、食前の1杯がおすすめです。

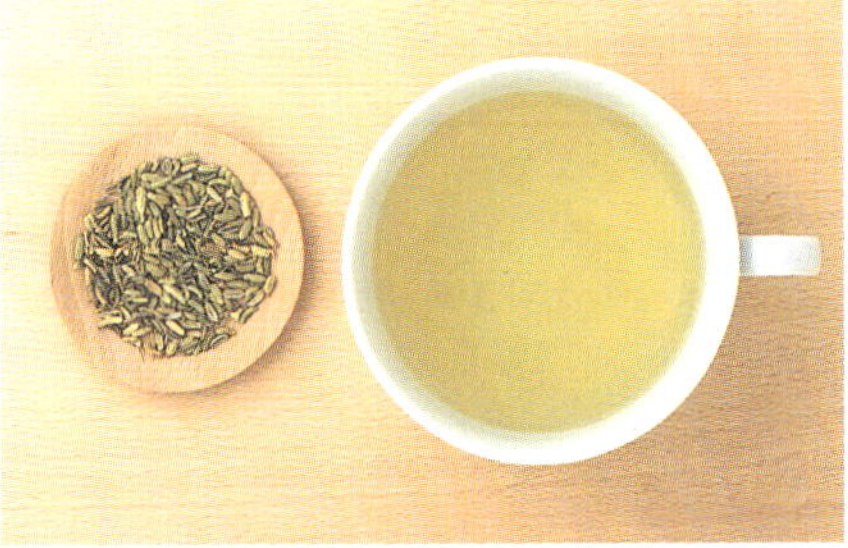

抽出時間は少し長め（5分程度）に

【プロフィール】●種別：セリ科の多年草 ●学名：Foeniculum vulgare ●和名：ウイキョウ ●有効成分：必須脂肪酸、フラボノイド、ビタミン、ミネラルなど ●利用できる部位：葉・茎・種子

<作用・適応>
●乳汁分泌促進・利尿・発汗・強壮・鎮静・腸内ガス排出・食欲抑制
●むくみ・食欲不振・肥満・便秘・下痢・更年期の諸症状

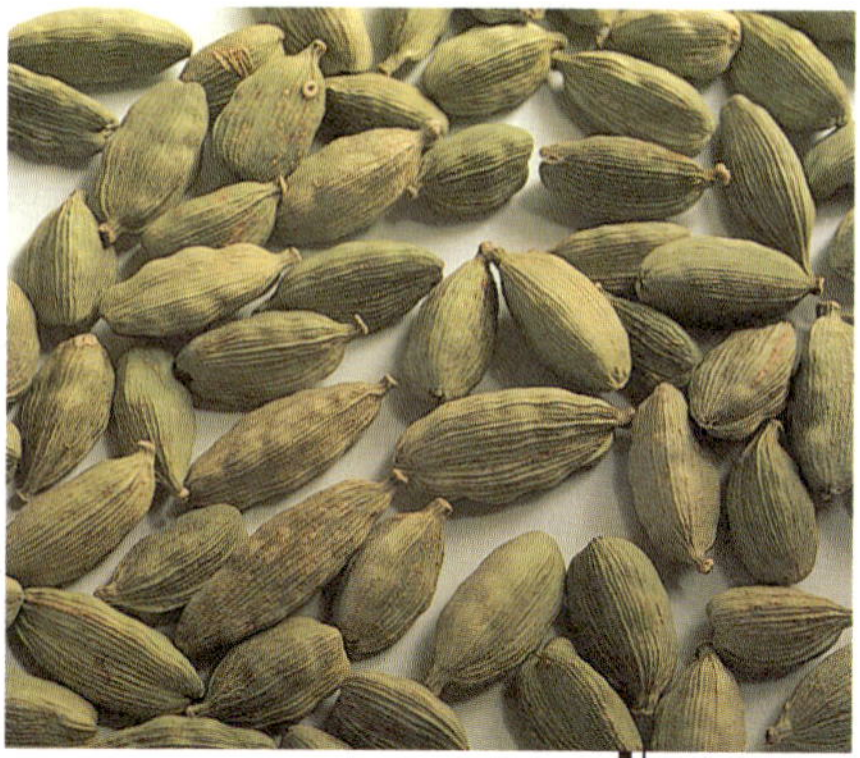

カルダモン

腹痛をともなう便秘や口臭予防に

どんなハーブ？　通称「スパイスの女王」。カレーを思わせるスパイシーな香りで、ふっくらとした淡い緑色のものが上質とされます。インドでは紅茶にカルダモンを混ぜたマサラティーが愛飲され、アラブではコーヒーにカルダモンをブレンドしたカルダモンコーヒー(96ページ参照)で客人をもてなす習慣があります。

　カルダモンは栽培がむずかしく収穫に手間がかかるため、サフランに次いで高価な値段で取り引きされています。

どのように効く？　ショウガに似た清涼感のあるカルダモンのティーは、飲めば元気と喜びをもたらします。抗うつ作用とまではいきませんが、気分が高まることによって胃腸の働きも活発化します。

どんな人に効く？　便秘がちでおなかのはりが気になる人。

どんなときに効く？　食後におなかがはって苦しいときや、脂っこい食事を摂ったあとなどに飲めば消化を早め、胃腸を落ち着かせます。

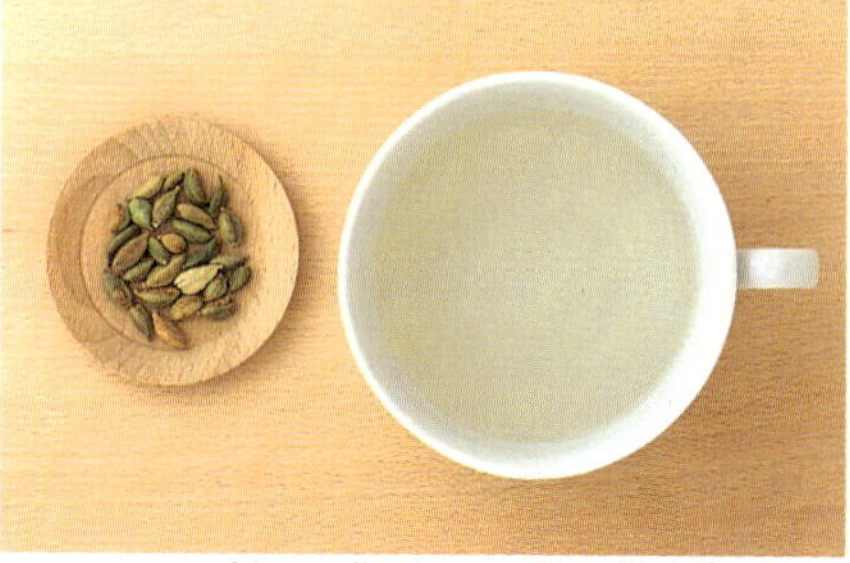

種子は指でくだいてからポットへ

【プロフィール】●種別：ショウガ科の多年草　●学名：Elettaria Cardamomun　●和名：ショウズク　●利用できる部位：種子

＜作用・適応＞
●胃腸刺激
●口臭・消化不良・下腹部の膨満感

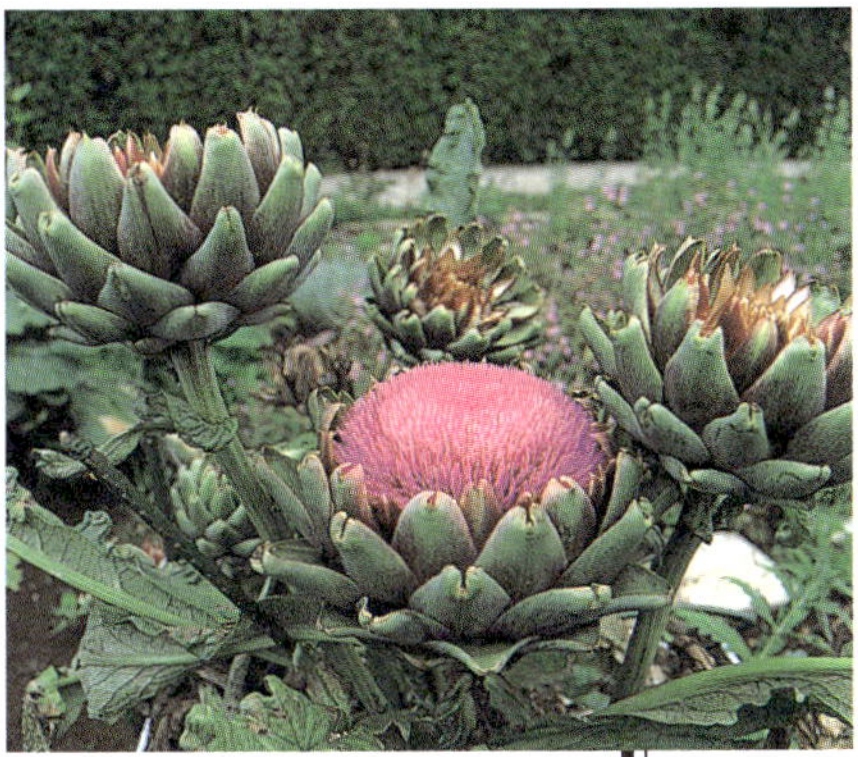

重なる疲労や飲みすぎで肝臓がダレ始めているときに

アーティチョーク

どんなハーブ？　この植物は多肉質で、アザミに似た大きな花を咲かせます。乾燥させた葉の表面は細かい毛で被《おお》われ、触るともったりとした粘りがあります。

どのように効く？　肝臓にいいとされるのは、肝臓でつくられる胆汁の分泌をうながすためです。胆汁は胃腸の働きをも左右するため、二日酔いのむかつきや吐き気を防いで不快感を和らげます。

どんな人に効く？　お酒を飲む機会が多い人は、それだけで肝臓や胃腸に負担をかけているため、おすすめしたいハーブです。また、インスリンに似た物質を含むため、糖尿病の人にも有益だという報告もあります。

どんなときに効く？　深酒してしまったときはもちろん、適正量の日でも、飲酒後1杯のアーティチョークティーを習慣にすれば積極的な肝臓キュア。酔いざめに差が出ます。

しかし、だからといってお酒の飲みすぎにはくれぐれも要注意です。

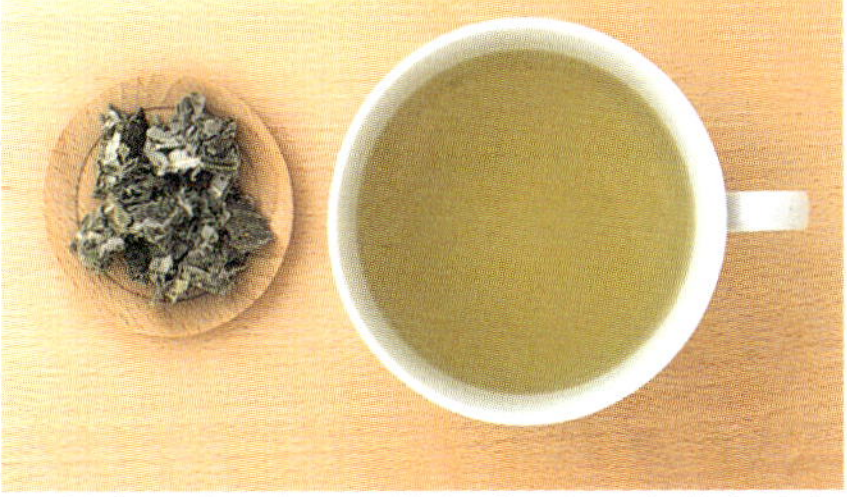

草木の香りとほろ苦さがいかにも効きそう

【プロフィール】●種別：キク科の多年草　●学名：Cynara scolymus　●和名：チョウセンアザミ　●利用できる部位：蕾《つぼみ》・葉・根

＜作用・適応＞
●胆汁分泌促進・肝臓の強壮と解毒・消化促進・コレステロールの低下
●動脈硬化・糖尿病・便秘

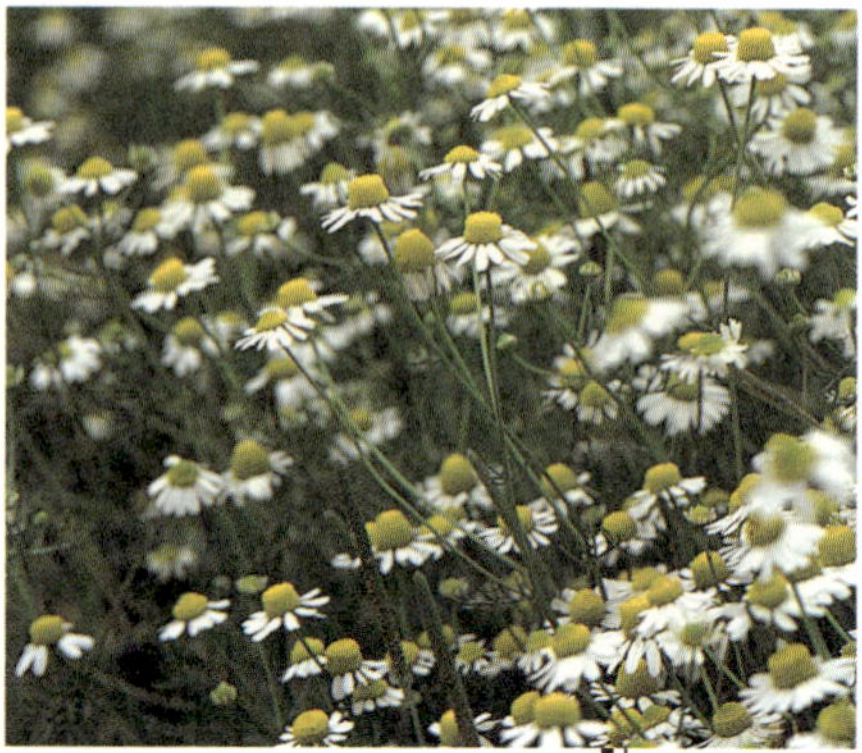

ジャーマンカモミール

弱った胃に効き、しかも美味
家庭のスーパー万能ハーブ

カモミール

どんなハーブ？　ヒナギクに似た可《か》憐《れん》な花はリンゴの香り。「お母さんのハーブ」「お医者さんの草」などと呼ばれ、薬効がひじょうに広く味もよいため、家庭常備ハーブの代表格として知られます。

カモミールには数種ありますが、薬用になるのはジャーマンカモミール（キク科一年草）とローマンカモミール（キク科多年草）の2種。性質・用途はほぼ同じです。

どちらも繁殖力が強く、踏みつけられるほどよく育つといわれます。

【プロフィール】
●種別：キク科
●学名：Chamomilla recutita（ジャーマンカモミール）
　　　　Chamasemelum nobil（ローマンカモミール）
●和名：カミツレ
●有効成分：アズレン誘導体、フラボノイド、タンニンなど
●利用できる部位：花

どのように効く？　カモミールが「万能ハーブ」と呼ばれる理由は、健康を引き出す2つのルートによります。まず、ストレスや不安、怒りなどを落ち着かせる「精神鎮静ルート」です。脳の中の、内臓の働きをコントロールしている自律神経系の中枢と、喜怒哀楽、不安などの感情を支配する中枢は隣接しており、緊密なネットワークをつくっています。そのため、マイナスの感情が続くと自律神経系もバランスをくずし、消化器系にダメージを与えます。ストレスが緩和されればダメージは減り、胃腸は元気になれるのです。もうひとつは「胃の粘膜に直接働くルート」です。主役はアズレン。消炎作用のある成分です。これが胃の粘膜を修復します。こうして健康の中心軸である消化機能が整うと、その他の内臓機能も正常な状態に向かって動きだしていきます。

どんな人に効く？　人と腹をわって話せない人、イヤなことをイヤといえない人、あるいは、ウマの合わない人と歩調を合わせなくてはならず、ストレスを感じている人に向きます。

　また、緊張による肩こりや頭痛を起こしやすい人、心配事があると眠れない人、あるいは疲れると口内炎ができやすい人にも有効です。

どんなときに効く？　人によってとくに体調をくずしやすい季節があるものです。その季節が訪れる1〜3カ月前からカモミールティーを飲みはじめれば理想的ですが、症状が出はじめてからでも効果はあります。

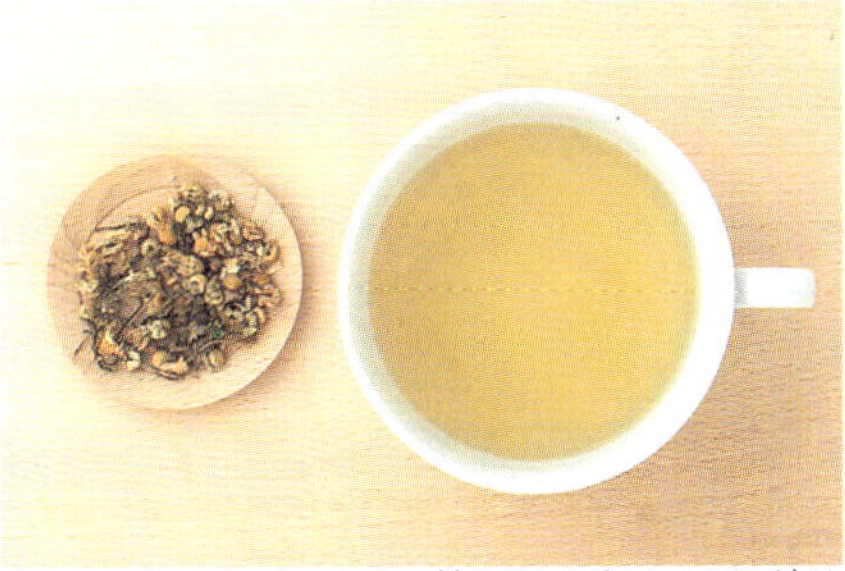
このおいしさでこの効果はうれしいかぎり

＜作用・適応＞

●消炎・鎮痛・鎮静・鎮痙・発汗・保温・殺菌・抗菌・解熱・利尿・消化促進・嘔吐予防・健胃

●過敏性腸症候群・食欲不振・消化不良・胃炎・潰瘍・不眠・不安感・月経前症候群・月経不順・月経痛・更年期の諸症状・風邪・インフルエンザによる寒気や頭痛・子どもの癇・アレルギー・便秘・冷え性

胃が荒れて、胸やけなどの不快症状が長く続くときに

マシュマロウ

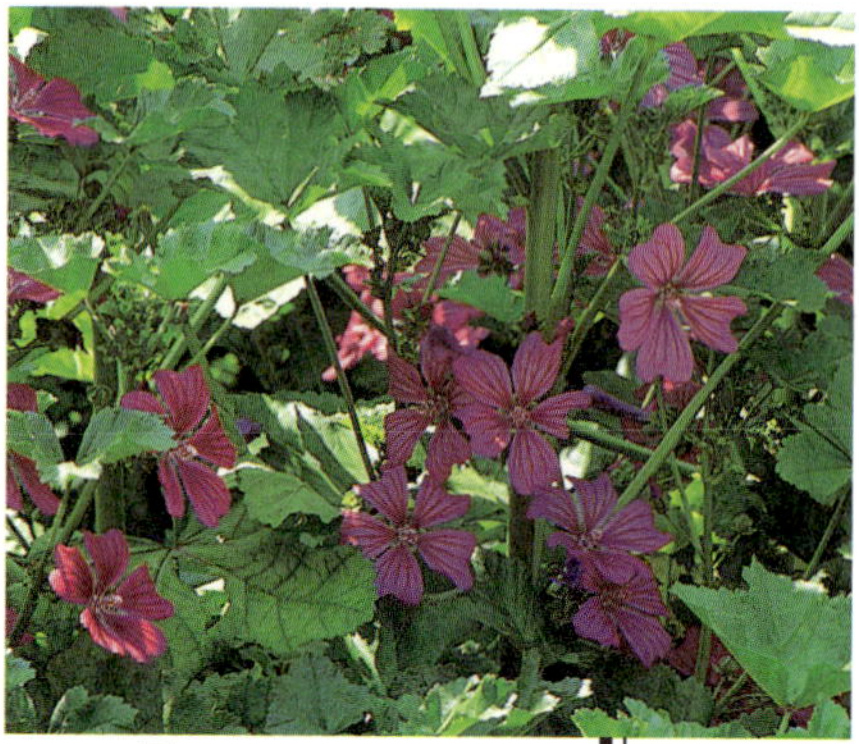

コモンマロウ

どんなハーブ？　地上部（茎・葉）にも地下部（根）にも糖質を含み、粘り気のある粘液質も含みます。とくに根には粘液質が豊富です。

どのように効く？　粘液質が粘膜を被って刺激から守り、修復をうながします。根は主に食道や胃の炎症を治すのに用いられます。膀胱炎にも有効です。葉や花は痰を出しやすくする去痰剤として、風邪や気管支炎に用いられます。

どんな人に効く？　胃炎には大別すると急性と慢性があります。急性胃炎は鎮痛・解熱剤などの薬物やアルコール、刺激の強い食べ物で胃が荒れ、嘔吐や痛みが急に出るもので、症状はほぼ一時的です。一方、慢性胃炎は同様の刺激やストレスが繰り返されて少しずつ胃が荒れ、胃痛、膨満感、胸やけが長く続きます。マシュマロウが有効なのは慢性胃炎といえます。

どんなときに効く？　食前のティーを習慣にすると、食べ物による胃への刺激をそのつど抑えます。

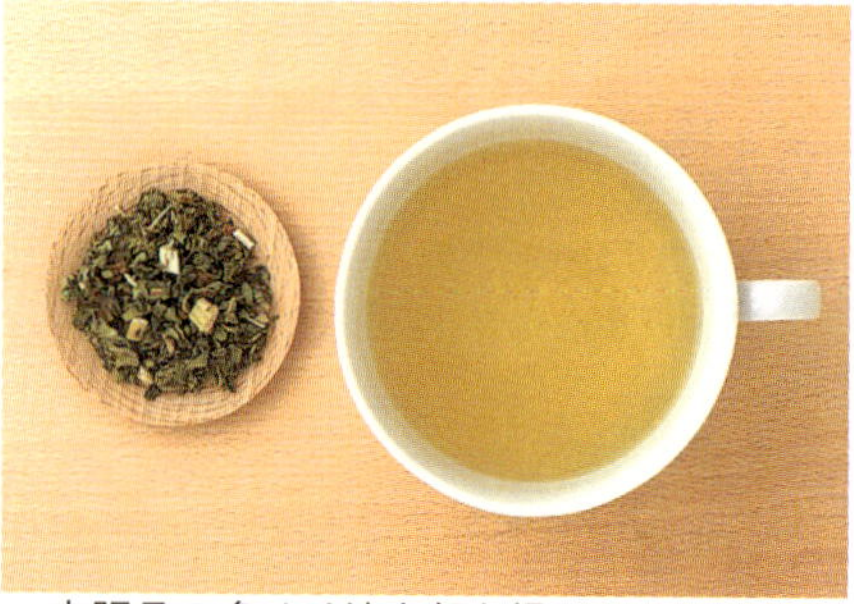

市販品の多くは地上部と根が入っています

【プロフィール】●種別：アオイ科の多年草　●学名：Althaea officinalis　●和名：ウスベニタチアオイ　●有効成分：粘液質、フラボノイドなど　●利用できる部位：花・茎・葉・根

＜作用・適応＞
●去痰・利尿・粘膜への刺激緩和・緩下
●（葉）気管支炎・喘息・咽頭炎
（根）胃炎・食道炎・腸炎・消化性潰瘍・膀胱炎

症状別ハーブガイド

免疫系

乾いた咳が長いあいだ続いたり、疲れると扁桃腺が腫れる、あるいはアレルギー性鼻炎はありませんか？

これらの症状は免疫系の異常に含まれ、からだ全体の健康を考えていく必要があるものです。免疫とは、生命の安全を監視するしくみ。外界からの侵入物やいらなくなった細胞をひとつひとつ認識し、選別したうえで取り除いてくれるシステムです。このシステムがくるうとウイルスやがん細胞が増殖したり、アレルギーや自己免疫性疾患が起こります。

感情や精神的な要素も見逃せません。たとえば中国医学では、肺は悲しみと深く結びついた臓器とされ、大切な人との別れや、仕事で落ちこんだときなどに、感染症にかかりやすいと考えられています。現代医学においても、精神作用と免疫との関わりは注目され、精神神経免疫学として研究が進んできています。

パート3では、衛生管理が不十分で疫病の危機にさらされていた時代から活躍し、主に殺菌力に優れたハーブを。パート4では、根深いアレルギーをセルフ・キュアできるハーブをそれぞれご紹介します。

Part3

●呼吸器系が弱っているとき

Part4

●アレルギーがあるとき

タイム

殺菌作用はハーブ中ナンバー1
風邪や感染症の予感がするときに

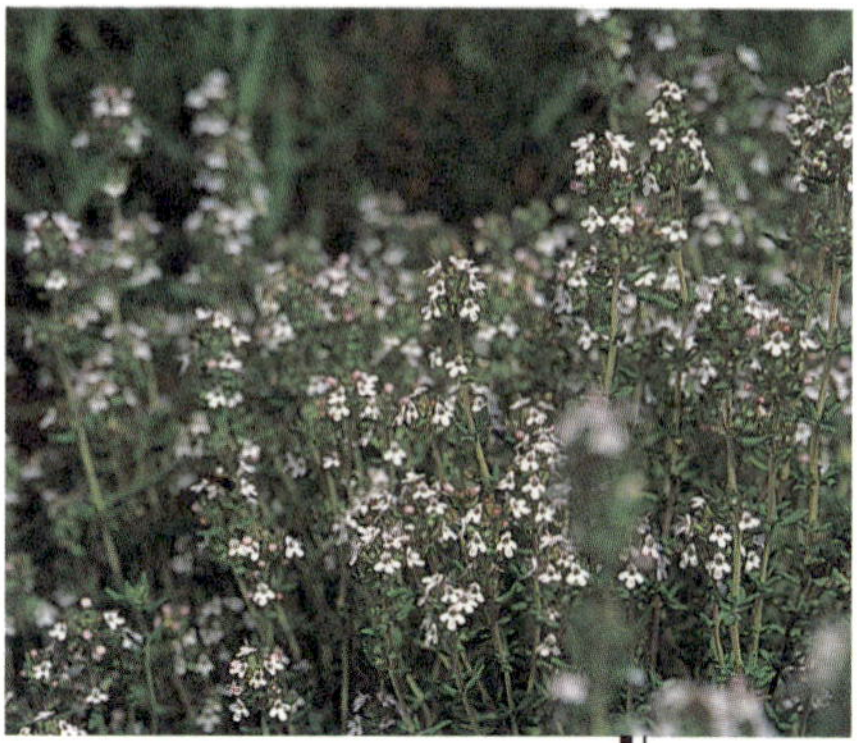

コモンタイム

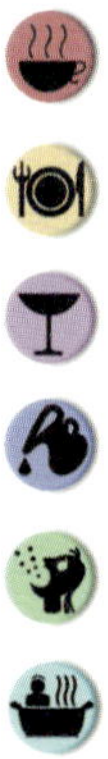

【プロフィール】●種別：シソ科の多年草 ●学名：Thymus spp. ●和名：タチジャコウソウ ●有効成分：フラボノイド、サポニン、チモールなど ●利用できる部位：花・葉・茎

<作用・適応>
●抗菌・鎮痙・殺菌性の去痰・利尿・抗生物質・傷の治癒促進・抗アレルギー・疲労回復
●風邪・インフルエンザによる咳・気管支炎・咽頭炎・食あたり・吐き気・過敏性腸症候群・貧血・低血圧・肩こり・花粉症

どんなハーブ? さまざまな種類があり、薬用にされるのは殺菌力の強いコモンタイムと、痛みに有効なワイルドタイムとされますが、作用・用途はほぼ同じ。その他のタイムはほとんど観賞用です。

料理への応用範囲は広く、天然の防腐剤として、ソーセージやピクルス、ソースなどの保存食に用います。

熱を加えても力強い香りに変わりはないので、洋風煮込み料理に用いるハーブの花束・ブーケガルニの必需品です。

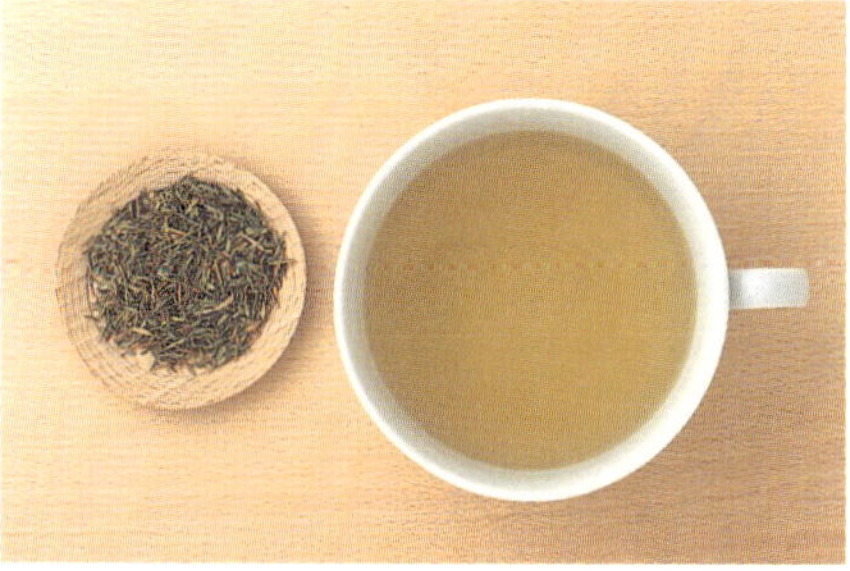

キリッと清々しい味です

どのように効く？　殺菌・抗ウイルスの効果はチモールという成分によるもの。この力によってしつこい痰をきり、鼻やのどからの感染症を防ぎます。また、からだを温めるので、組織への血行をよくして修復を早め、痛みを和らげます。

どんな人に効く？　風邪をひきやすい人、風邪をひくと濃厚で黄色い痰や鼻汁が続く人、扁桃炎を繰り返す人。また、食あたりで下痢をしやすい人にも向きます。

どんなときに効く？　インフルエンザの季節や、のどが痛んで風邪の予感がするとき、あるいは家族や職場に風邪をひいた人がいるときには、タイムティーを2杯用意します。最初の1杯はうがいに使い、2杯めを飲みます。こうするとウイルスの侵入を防ぎ、風邪予防に効果絶大です。また、スポーツ観戦やカラオケで声を出しすぎたときにもおすすめです。

キュア・アドバイス1
〜ハーブの分類〜

　ハーブは植物の分類によって似かよった性質があります。

　ハーブの名前と薬効をすべておぼえなくても、科名とキーワードを知っていれば、大まかな効能がわかります。

【シソ科のハーブ】
タイム
セージ
ローズマリー
シソ
バジル
ラベンダー
レモンバーム
ミント
など

●キーワード●
「つかえをとる」
↓
のどのつかえ（痰）
鼻のつかえ（鼻水・鼻づまり）
胃のつかえ（消化不良）
腸のつかえ（便秘）
心のつかえ（不安・心配）

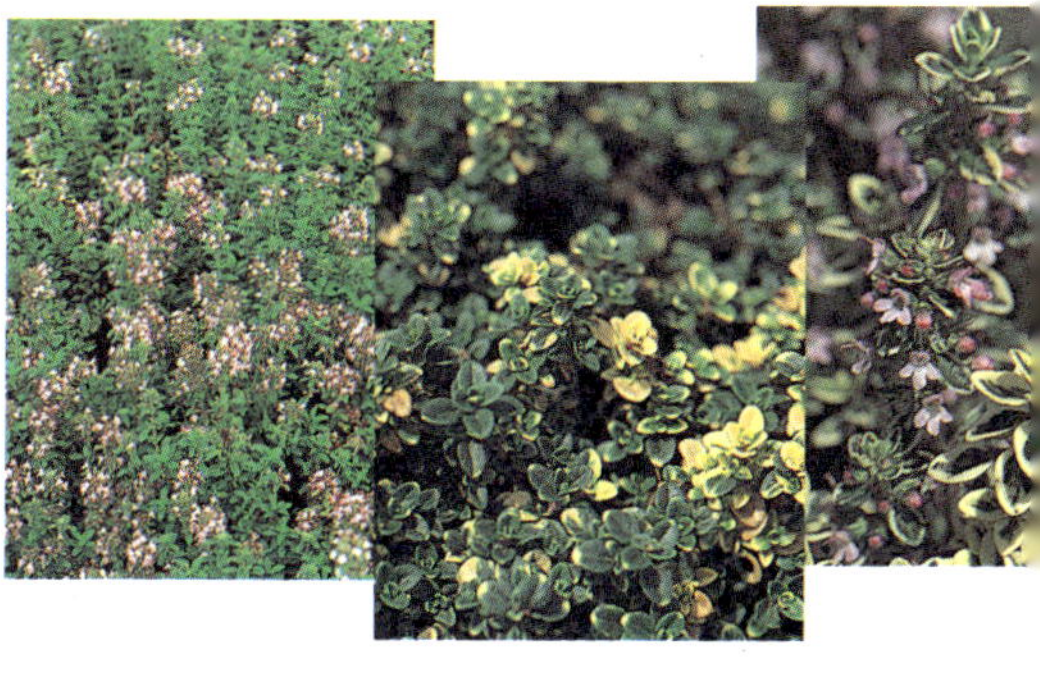

→観賞用のタイム（右からゴールデンコモンタイム、ドーンバレータイム、クリッピングタイム）

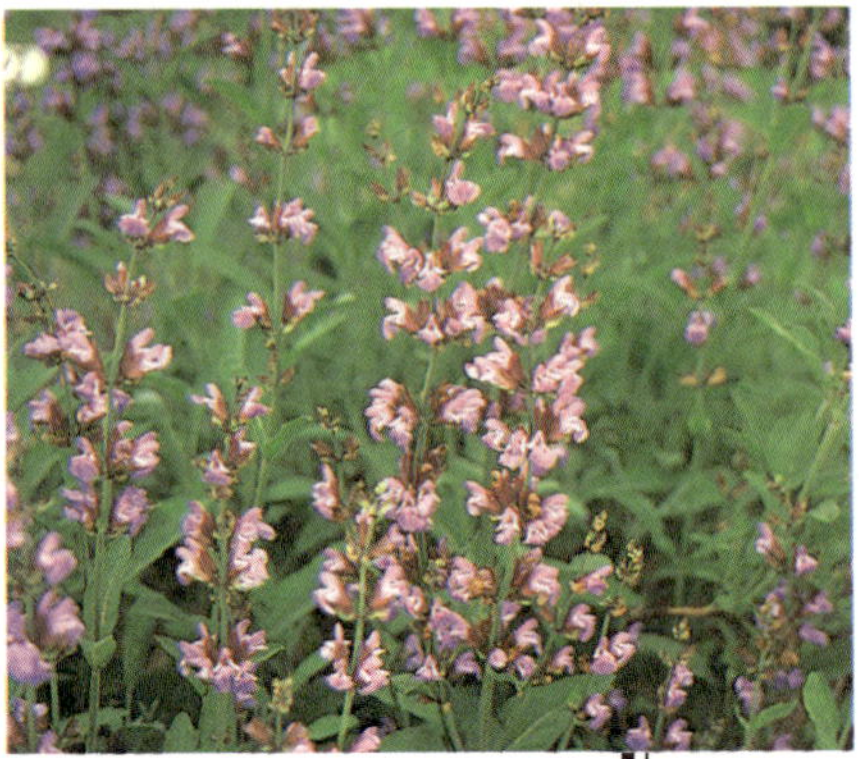

コモンセージ

セージ

うがいで口の中を清潔に 飲めば免疫バランス整う長寿の草

【プロフィール】●種別：シソ科の小低木 ●学名：Salvia officinalis ●和名：ヤクヨウサルビア ●有効成分：フラボノイド、エストロゲン様物質など ●利用できる部位：葉

<作用・適応>
●抗菌・収れん・内分泌系（ホルモン分泌）を整える・血行促進・胆汁分泌促進・解熱
●咽頭炎・歯肉炎・口内炎・更年期の諸症状・月経不順・低血圧・肥満・抑うつ・物忘れ

どんなハーブ？　昔から「長寿の草」といえばセージのこと。五感を活発にし、お年寄りの記憶力を回復し、若白髪、更年期の諸症状の緩和など、今でも「若返りハーブ」の地位はゆるぎません。

どのように効く？　すぐれた抗菌力を利用して、濃いめにいれたティーでうがいをすると、風邪のウイルスをシャットアウト。口内炎や歯肉炎にも効きます。

口は消化器のはじまり。口のケアはからだ全体の健康を支えます。若返りのハーブと呼ばれるのは、エストロゲンという女性ホルモンに似た物質を含むことと、強壮作用によります。

どんな人に効く？　疲れると口内炎ができやすい人、急に白髪が増えた20〜30代の人、生理が不規則な10〜20代の女性、更年期で抑うつ気味だったり、ほてりや発汗がひどい人に向きます。

どんなときに効く？　老化防止や更年期の諸症状改善を目的にする場合は、1日1杯夕食後が効果的です。

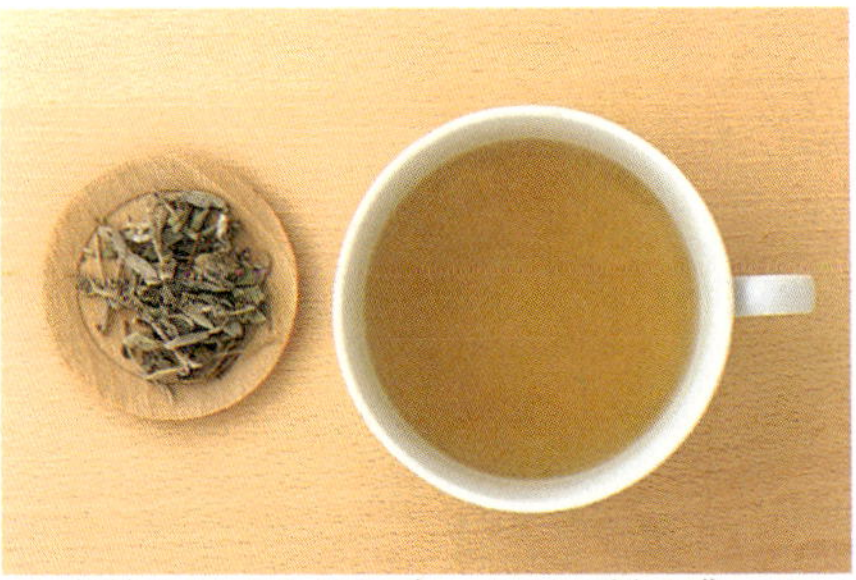

意外とマイルドな味。うがい剤は濃いめに

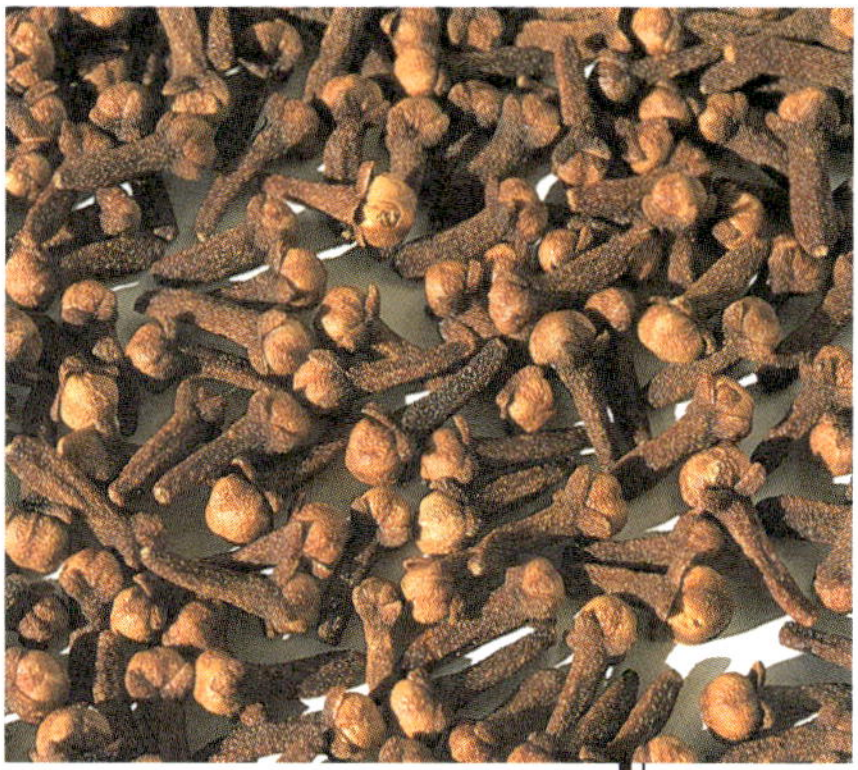

抗菌力で細菌の侵入を防ぎ
抗酸化力で生活習慣病を防ぐ

クローブ

どんなハーブ？　その昔、ヨーロッパでは金銀と同価値だった歴史をもち、今でも香水やさまざまな料理の風味づけに使われる高級スパイスです。単独のティーは薬っぽいので、他のフルーティーなハーブ（オレンジピールなど）とブレンドすればキリリとひきしまったリッチな味。シナモンとも好相性で、リンゴを使ったお菓子に向きます。

どのように効く？　うがい剤として使うと口の中をさっぱりリフレッシュ。鎮痛・抗菌力が歯痛や歯肉炎を鎮《しず》めます。抗酸化作用は動脈硬化を防ぎ、高血圧、高脂血症などの生活習慣病を予防します。

どんな人に効く？　お菓子やケーキが大好きで困るという人はクローブのブレンドティーを飲むと食べすぎを防げます。ただし、胃の弱い人は飲用を避けます。

どんなときに効く？　歯痛や歯肉炎には、濃いめにいれたクローブティーを口に含み、手で患部をしばらく押さえると痛みが和らぎます。

【プロフィール】●種別：フトモモ科常緑高木 ●学名：Syzygium aromaticum ●和名：チョウジ ●有効成分：オイゲノール、フラボノイドなど ●利用できる部位：蕾

＜作用・適応＞
●消毒・抗菌・鎮痛・鎮静・整腸・血行促進・血液浄化・抗酸化
●歯痛・歯肉炎・食あたり・吐き気・食欲不振

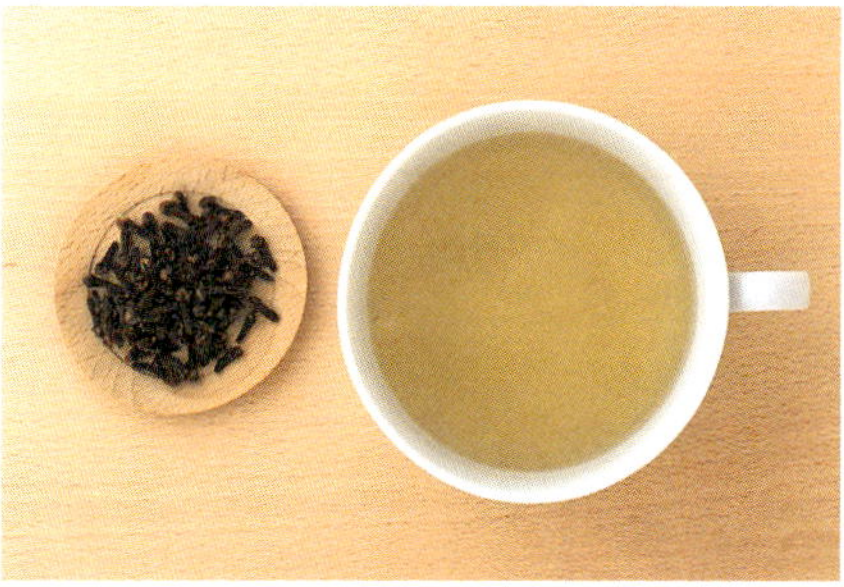

クローブは半分に折ってからティーポットへ

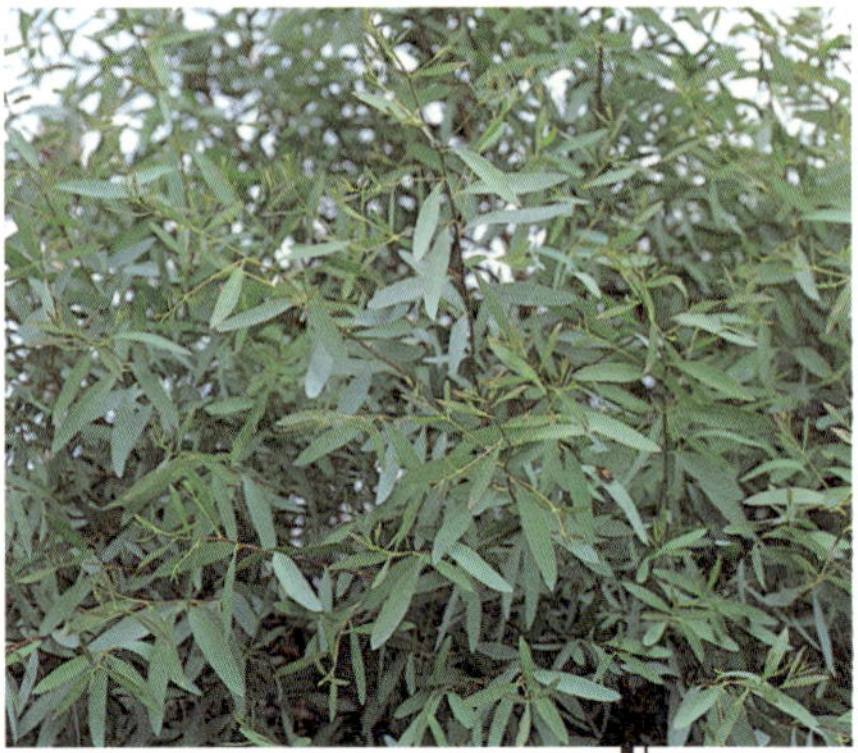

強力な抗ウイルス・抗菌力で風邪を防ぐ！
ユーカリ

どんなハーブ？　コアラが食べる唯一の食物として有名なユーカリ。オーストラリアの先住民族・アボリジニの人々は解熱剤として煎じ液を飲んだり、傷や炎症を治す外用剤として用いてきました。しかし、現在では一般的には飲用しません。

どのように効く？　ユーカリの葉からとれる精油には、ひじょうに強い抗菌・抗ウイルス作用があり、インフルエンザウイルスにも有効といわれています。ハーブティーにも同様の効果があるので、うがいをすると風邪の予防や初期治療に有効です（飲んではいけません）。

どんな人に効く？　抵抗力が弱く風邪をひきやすい人はふだんからうがいを心がけましょう。アレルギー性鼻炎、花粉症、副鼻腔炎（蓄のう症）の人は、蒸気の吸入が効果的です。

どんなときに効く？　ハーブティーが熱いうちに蒸気を吸入すると、風邪によるのどの痛み、鼻づまり、咳、胸の痛みが和らぎます。

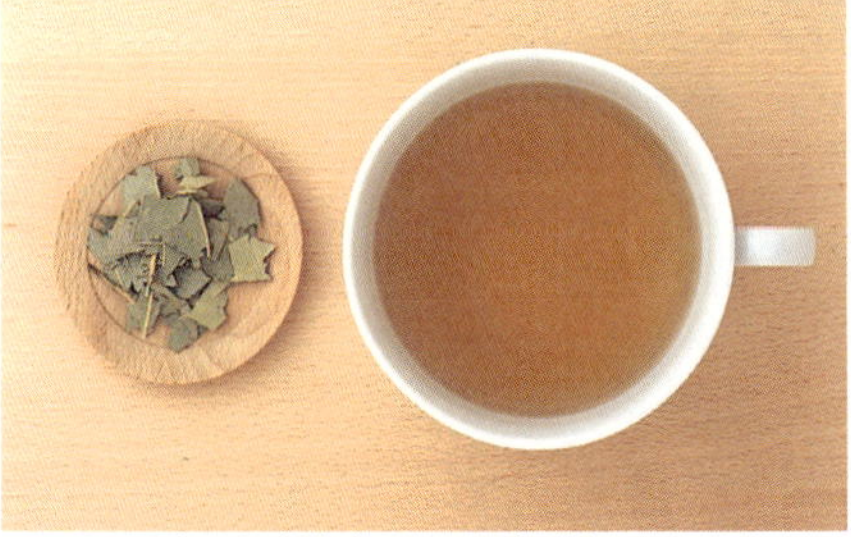
うがいをすると爽快感があります（飲用はできません）

【プロフィール】●種別：フトモモ科の常緑高木　●学名：Eucalyptus globulus　●和名：ユウカリジュ　●有効成分：エラグ酸、セレン、マグネシウムなど　●利用できる部位：葉

＜作用・適応＞
●消炎・去痰・抗菌・防腐・解熱
●花粉症やインフルエンザなどによる炎症（鼻水）・鼻炎・気管支炎・副鼻腔炎

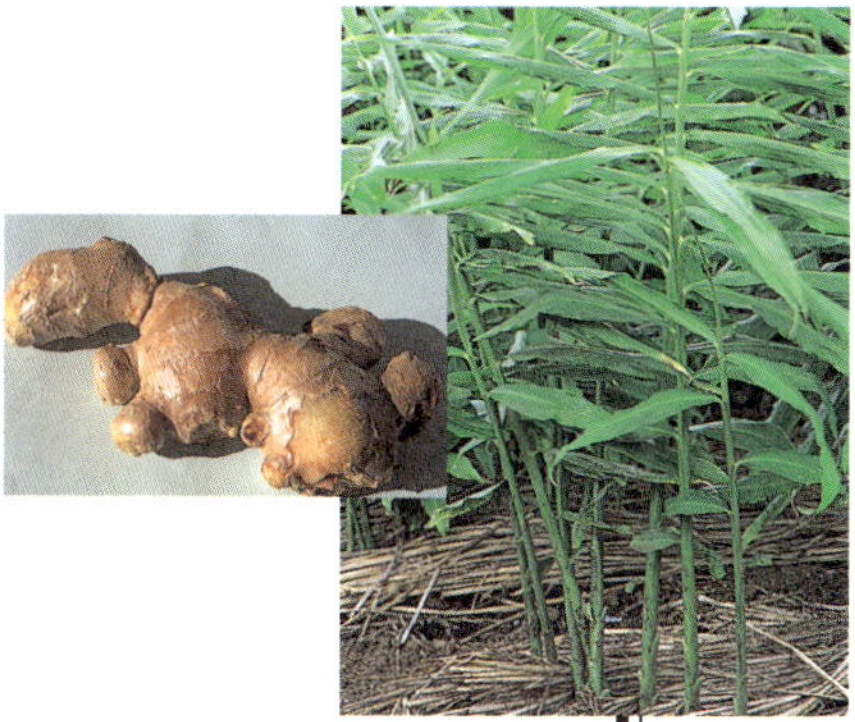

ショウガ

2つの辛み成分がからだを温め 風邪のあいだの消化不良を改善

どんなハーブ？ 熱帯アジア原産で、2000年前から薬用にされてきた世界中でポピュラーなスパイスハーブです。

どのように効く？ ショウガオールやジンゲロンといった辛みの成分が、だ液の分泌をうながし消化吸収を助けます。また、これらの成分は血小板の凝集を抑え、血液を固まりにくくする働きがあります。これによって血液は快調に流れ、温かく新鮮な血液が巡り全身を温めます。

どんな人に効く？ 冷え性で風邪をひきやすい人、寒がりな人に向きます。また、起床時に吐き気のある（つわりを含む）人や、手足が冷たく、しもやけになりやすい人や子どもにも適します。

どんなときに効く？ 風邪をひいて作用の強い薬を飲まなければならないときに飲用すると、それらの刺激から胃を守ってくれる作用もあります。

ティー以外の利用法 冷えの強い人はショウガのしぼり汁を入れた熱めの湯で足浴をするとさらに効果的です。

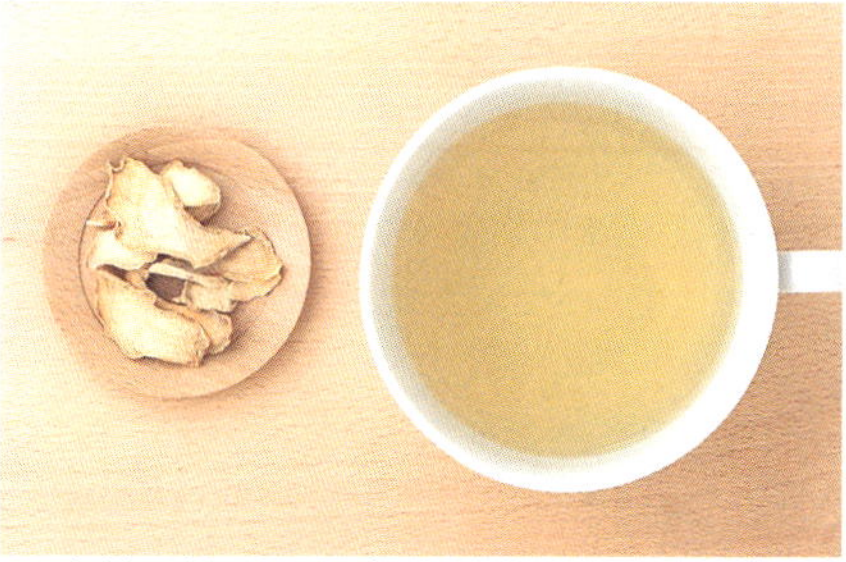

自然の甘さがほどよく、からだがホカホカ

【プロフィール】●種別：ショウガ科の多年草 ●学名：Zingiber officinale Roscoe ●中国名：生姜（ショウキョウ） ●有効成分：ジンゲロン、ショウガオールなど ●利用できる部位：根茎

＜作用・適応＞
●発汗・解毒・殺菌・消化促進・健胃・新陳代謝促進・食欲増進・抗凝血
●吐き気・乗り物酔い・つわり・冷え性・発熱をともなう風邪・のどの痛み・鼻づまり・悪寒

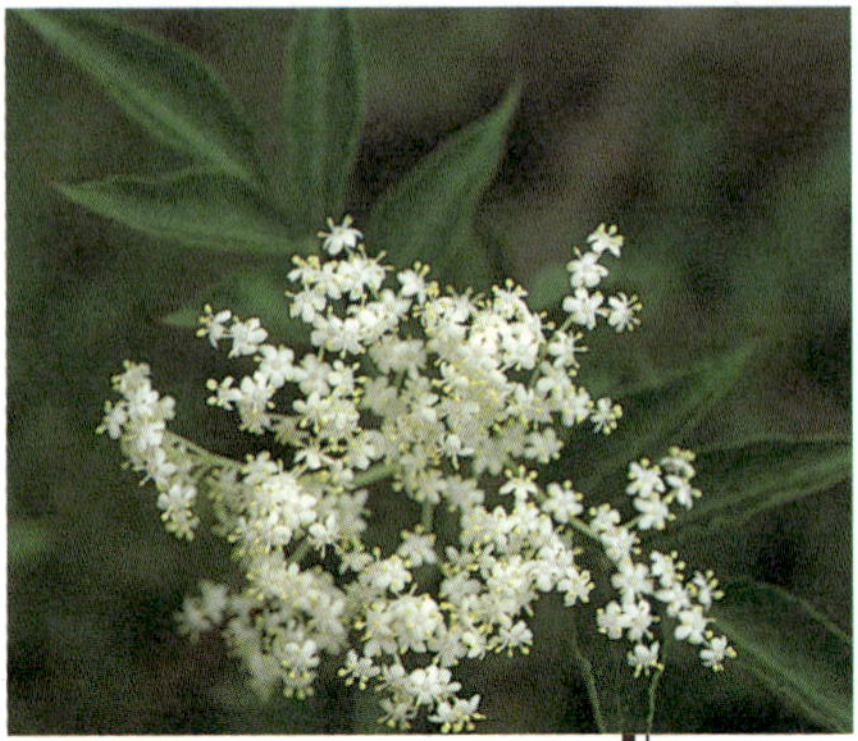

からだを温めじわじわ発汗
インフルエンザの特効ハーブ！

エルダーフラワー

蒸気浴

どんなハーブ？　エルダーはマスカットのようなやさしい味。民間療法薬としての歴史は長く、漢方では金銀花と呼ばれ、炎症を鎮める薬として広く用いられます。

どのように効く？　風邪やインフルエンザは、体力が低下しているときのからだの冷えにつけこんで悪化します。エルダーの保温作用が、じわじわと心地よい発汗をうながし悪寒を鎮めます。また、消炎作用によってのどや気管の腫れや痛みを改善。アトピー性皮膚炎などのアレルギー性の炎症にも有効です。

どんな人に効く？　風邪が長引きやすい人、繰り返しひく人、扁桃炎を繰り返す人。アトピー性皮膚炎やリウマチなどの自己免疫性疾患の人にも向きます。

どんなときに効く？　風邪はひきはじめが治しどき。でも風邪薬は症状を和らげるだけ。むしろエルダーフラワーティーで免疫系を高め、風邪を追い出そうという考え方が賢明。アレルギーや自己免疫疾患には根気よく長期にわたった服用を。

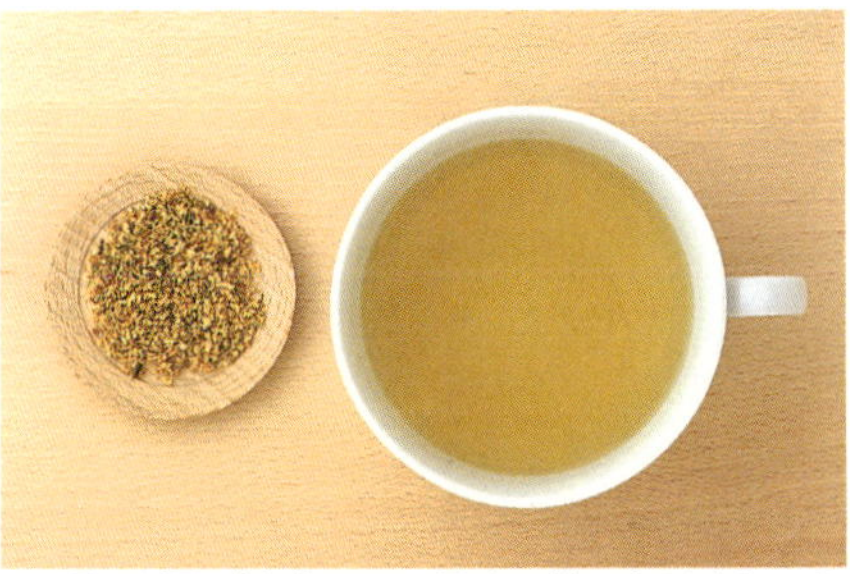

香りが飛びやすいので早めに使いきりましょう

【プロフィール】●種別：スイカズラ科の落葉低木　●学名：Sambucus nigra　●和名：西洋ニワトコ　●中国名：金銀花（キンギンカ）　●有効成分：リノール酸、リノレン酸、ペクチン、粘液質、タンニン、ビタミンCなど　●利用できる部位：花

＜作用・適応＞
●発汗・保温・抗アレルギー・利尿
●花粉症・風邪・インフルエンザの初期症状・冷え性・リウマチ・肌荒れ

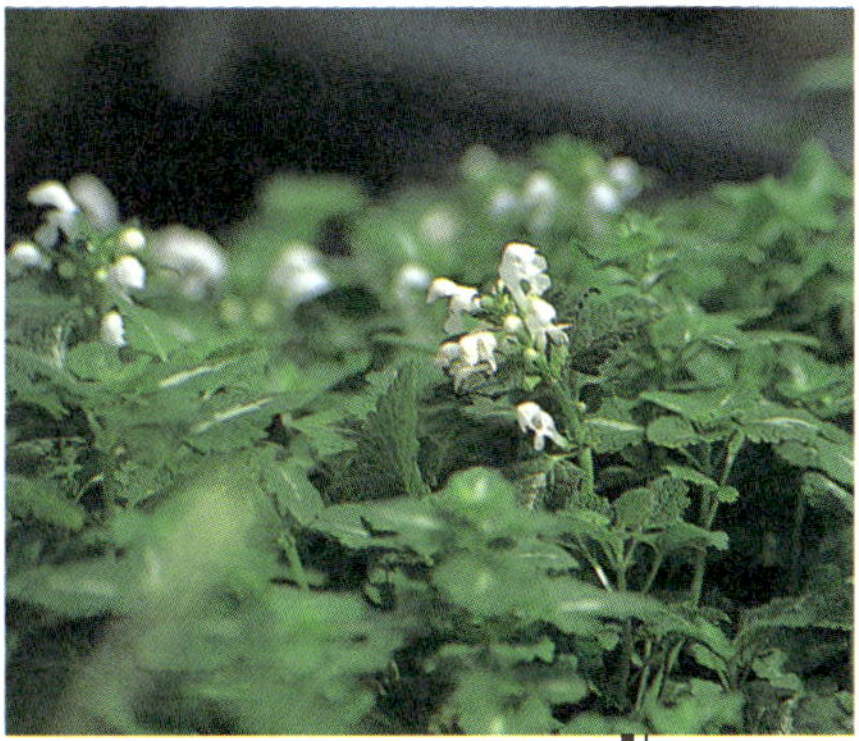

ネトル

大地の生命力をからだに補給
体質改善して健康的な外見に

どんなハーブ？　ビタミン、ミネラル、鉄分を豊富に含むネトルのティーは、ふんわりとした干し草の香り。生のネトルの葉には細かいトゲがあり、触るとかゆみを生じますが、ティーにして飲むとかゆみを鎮める作用があります。貧血や肌荒れ、ニキビなど、外見に関わる悩みを体質改善してくれます。

どのように効く？　土中から鉄分などのミネラルを吸収して育つため、葉は貧血の強壮剤。そのうえビタミンCが豊富なので、鉄分が効率よく吸収されます。尿酸の排出をうながすため、痛風にも有益。

どんな人に効く？　慢性的な貧血の人、じんましん、アトピー性皮膚炎などのかゆみのある人、ニキビやおできのできやすい人、アレルギー性鼻炎や気管支喘息《ぜんそく》の人。春先に体調をくずしがちな人に。

どんなときに効く？　ネトルは春の強壮剤。花粉症などで春先にだるさを感じるときに。年が明けたころから1日1杯を習慣にすれば予防に役立ちます。

【プロフィール】●種別：イラクサ科　●学名：Urtica dioica　●和名：西洋イラクサ　●有効成分：クロロフィル、カロチノイド、鉄、ケイ素、カリウム、ビタミンB・Cなど
●利用できる部位：葉

＜作用・適応＞
●強壮・利尿・血液浄化・増血・抗アレルギー・尿酸排出・母乳の出をよくする
●花粉症・アトピー性皮膚炎などのアレルギー症状・貧血・リウマチ・痛風・肝炎・ニキビ

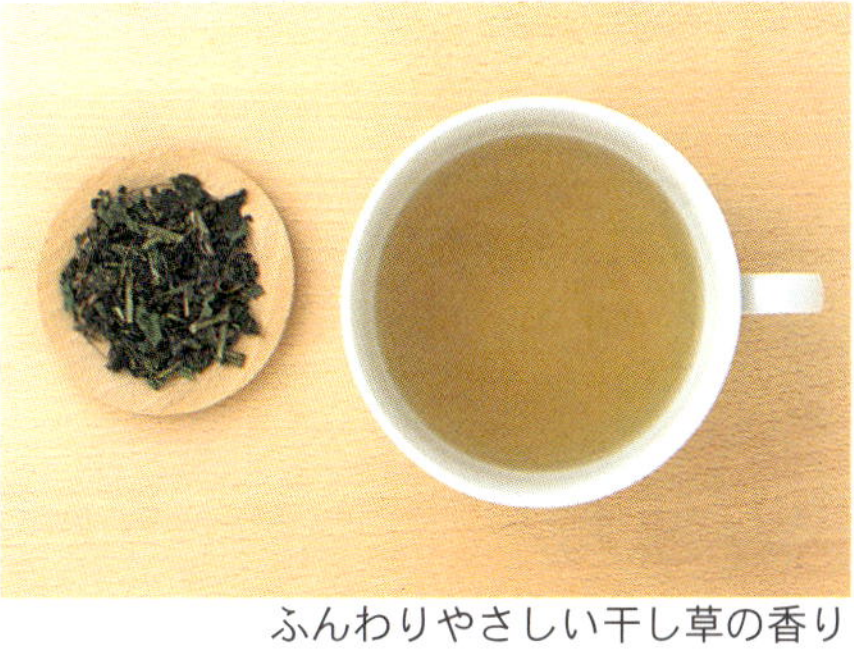

ふんわりやさしい干し草の香り

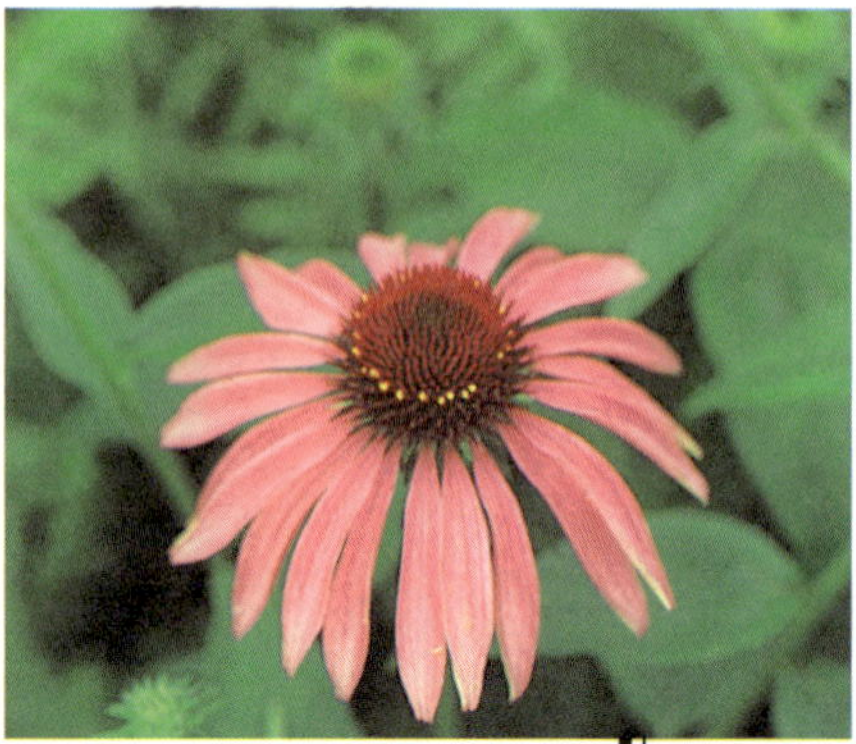

自己免疫疾患に応用される薬効
繰り返される感染症に効果大

エキナセア
（パープルコーンフラワー）

どんなハーブ？　北アメリカの先住民が蛇のかみ傷や熱病、治りにくい傷の手当てなどに用いていた植物です。これを見つけた植民者たちは「インディアンのハーブ」と名づけ、インフルエンザや風邪に用いいました。

エキナセアの抗ウイルス、抗真菌、抗菌作用が全世界に知れわたったのは50年前。アレルギーを緩和する他、エイズ（後天性免疫不全症候群）の治療にも応用されるなど、注目を浴びています。

【プロフィール】●種別：キク科の常緑高木　●学名：Echinacea angustifolia　●和名：ムラサキバレンギク　●有効成分：抗菌性多糖類、イヌリンなど　●利用できる部位：葉・根

＜作用・適応＞
●免疫系の強化・抗菌・殺菌消毒・抗アレルギー
●膀胱炎・慢性疲労・扁桃炎・咽頭炎・インフルエンザ・自己免疫性疾患・アトピー性皮膚炎・ニキビ

どのように効く？　エキナセアの根をつかったティーはからだの抵抗力を高め、感染症を撃退します。扁桃炎や膀胱炎には、抗菌作用が力を発揮して鎮めていきます。

どんな人に効く？　風邪や扁桃炎を繰り返す人、アトピー性皮膚炎など皮膚トラブルに悩まされている人、花粉症、アレルギー性鼻炎、自己免疫性疾患がある人のキュアに向くハーブです。

どんなときに効く？　エキナセアティーは、薬効とは裏腹にくせのない味。一度に多量に飲むとめまいや吐き気を生じることもあるので、ローズヒップやエルダーフラワーなどとブレンドしたものをカップに半量、就寝前に試してみましょう。浸出時間は少し長め（約5分）にとります。

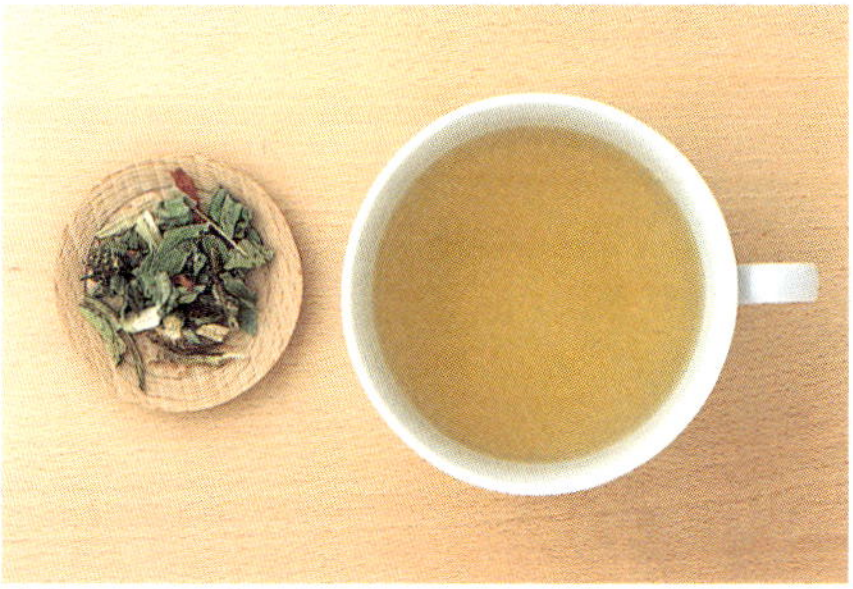

購入の際は根が入っているか確かめましょう

キュア・アドバイス2
〜風邪の対処法〜

ハーブをつかった風邪やインフルエンザへの対処には２つのアプローチがあります。

（１）原因になる風邪のもと（細菌やウイルス）を取り去る。これには、細菌やウイルスが繁殖する環境をつくらないようにすることも含まれます。（第３章Part3参照）

（２）免疫系を活発にし、感染しにくいからだをつくる。

（第３章Part4参照）

それぞれのPartから自分に合ったハーブを見つけ出すのが理想ですが、面倒くさい……、ちょっとわかりにくい……という人は、

- ●予防にはエキナセア
- ●かかったらエルダーフラワー

と、おぼえておきましょう。

さらに

◆帰宅後、必ずうがいと手洗いをする。

◆免疫系を高め、抗ウイルス作用のある食材・ガーリック（ニンニク）などを意識して食べる。

◆フレッシュな果汁などで水分とビタミンCの補給をたっぷりと。

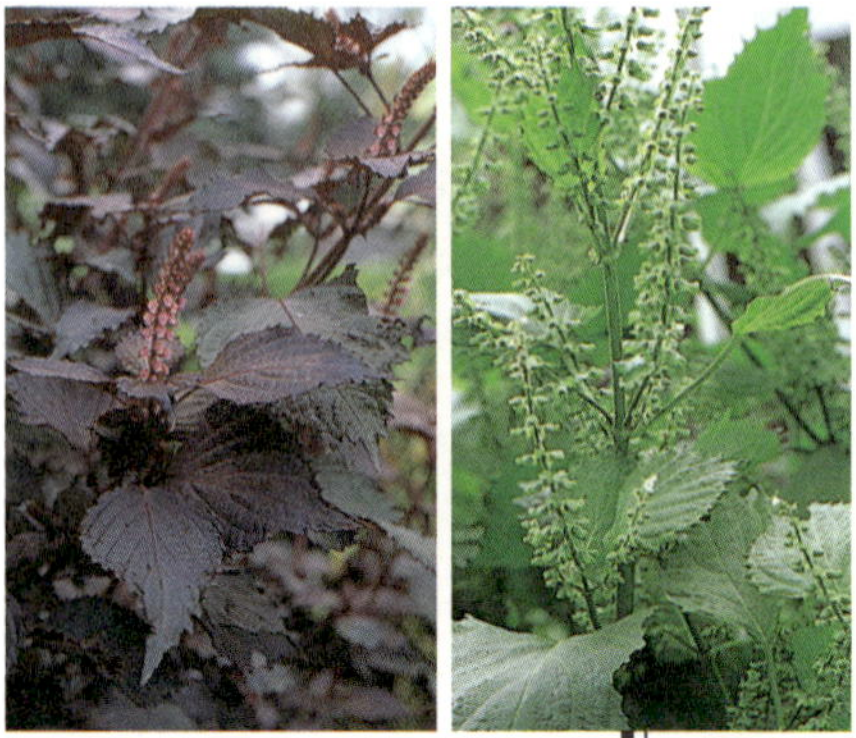

（右）青ジソ・（左）赤ジソ

体内バランスを整え免疫力アップ
日常的に摂り続けたい抗酸化ハーブ

シソ

どんなハーブ？　日本の代表的なハーブのひとつ。赤ジソと青ジソの2種類があり、赤ジソのほうが効能的には優れています。種子に含まれるα-リノレン酸のコレステロールを下げる作用や、がん細胞を抑える効果が注目されています。

どのように効く？　アトピー性皮膚炎や花粉症などにいいとされるのは、シソは抗酸化作用が強く、炎症を抑えるためです。また、抗菌作用があるため、食中毒の予防にもなります。刺身に添えられている青ジソは意味があるのです。

どんな人に効く？　アトピー性皮膚炎だけでなく、じんましんや汗疹《あせも》など、皮膚のかゆみを起こしやすい人。自己免疫性疾患や高脂血症、糖尿病などの生活習慣病の予防にも役立ちます。

どんなときに効く？　肉や脂肪の多い食事が続いたり、アルコールやたばこを摂りすぎたとき、からだのバランスを戻すのに役立ちます。免疫力を高めるためには続けて摂りましょう。

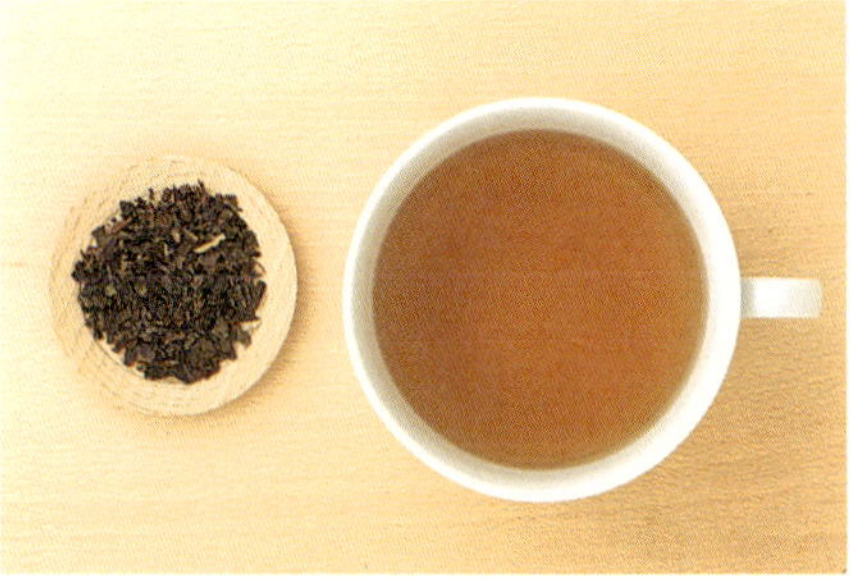

かすかなシソ香がリラックスをうながします

【プロフィール】●種別：シソ科の一年草
●学名：*Perilla frutescens viridis*　●有効成分：ペリアラルデヒド、α-リノレン酸など
●利用できる部位：葉・花穂

＜作用・適応＞
●防腐・抗菌・発汗・消炎・かゆみを止める・コレステロールの低下・がん細胞の抑制
●アトピー性皮膚炎・食中毒・風邪・じんましん・鼻づまり

リコリス

からだ全体の働きが低下して疲れや二日酔いが抜けにくいとき

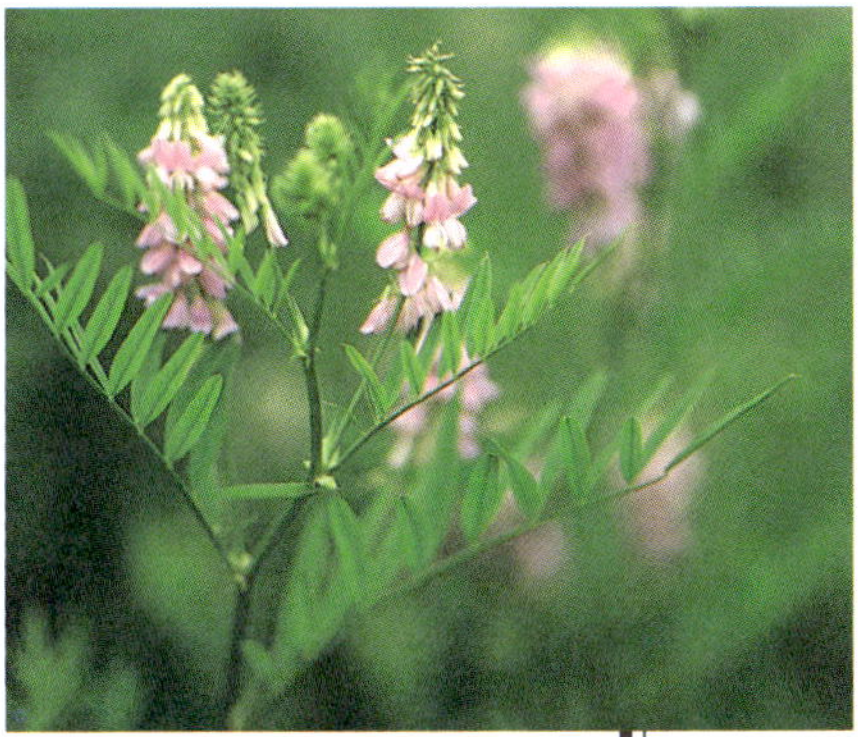

【プロフィール】●種別：マメ科　●学名：Glycyrrhiza glabra　●中国名：甘草（カンゾウ）　●有効成分：サポニン、グリチルリチン、エストロゲン様物質、フラボノイド、コリン、アスパラギン酸など　●利用できる部位：根

＜作用・適応＞
●抗炎症・副腎皮質刺激・胃粘膜保護・解毒・制がん・免疫系賦活・筋肉痛
●胃炎・過敏性腸症候群・じんましん・肝炎・肝臓がん・咳の出る風邪・のどの痛み

どんなハーブ？　紀元前500年頃から薬として用いられ、現在でも東洋・西洋を問わずその効用が高く評価されているハーブ。根に含まれるグリチルリチンは砂糖の50倍もの甘みがあって低カロリー。ダイエット甘味料として利用されます。

どのように効く？　「百毒を解《げ》す」といわれるほど毒素排泄に優れます。この力が、弱って解毒できにくくなった肝臓を助け肝細胞を修復するため、肝臓病に大きな効果を示します。肝臓がよく働くようになると、胃腸の機能も高まります。

どんな人に効く？　深酒をしやすく二日酔いが癒えるのに半日以上かかる人、肉類を好んで食べる人、長いあいだの暴飲暴食・不規則な食習慣が体力と気力を減退させ、たびたび吐き気をもよおす人。あるいはストレスが重なって胃痛や下痢症状のある人に向きます。

どんなときに効く？　からだ全体の機能が低下している感じで疲れが抜けないとき。疲れが胃腸症状になって出たときに。

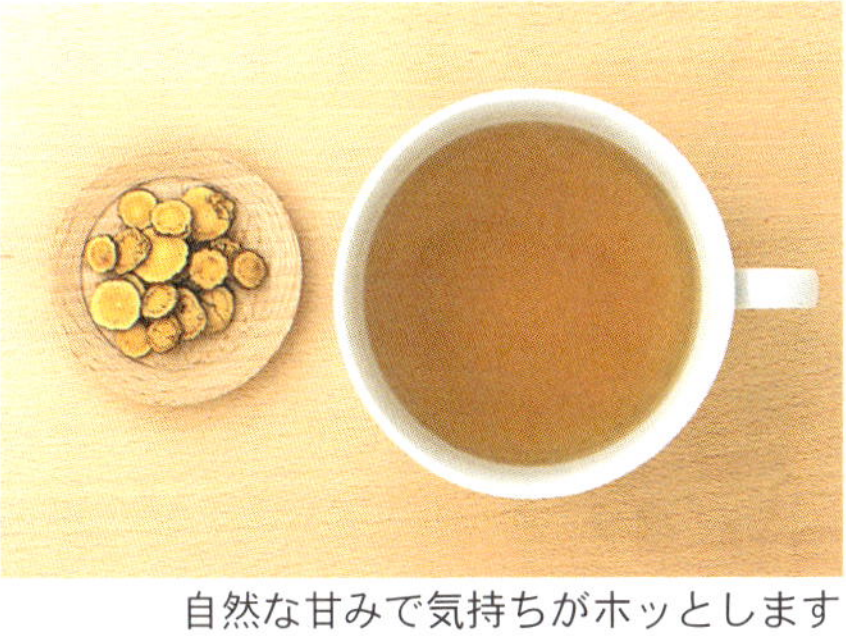

自然な甘みで気持ちがホッとします

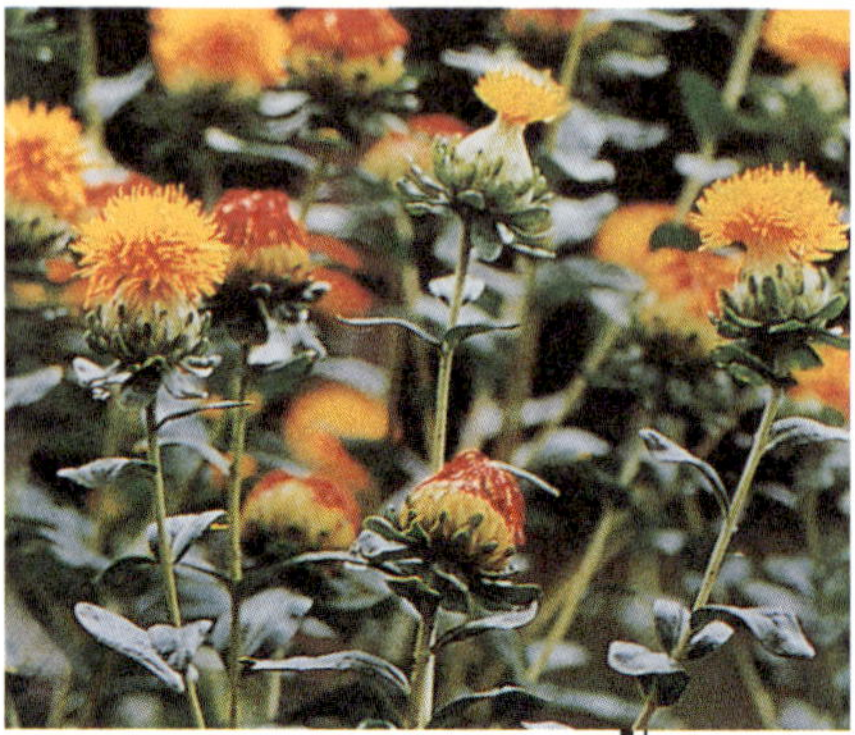

サフラワー

血行をうながしてホルモンバランスを整える

どんなハーブ？　花は古くから染料に用いられています。種を搾《しぼ》った紅花《べにばな》油はコレステロールを低下させるリノール酸を多く含んでいますが、熱や光で酸化しやすいため、加熱調理用には向きません。漢方では炎症を鎮め血の巡《めぐ》りをよくする薬としてアトピー性皮膚炎などの炎症性疾患や生理痛などの婦人病に用います。

どのように効く？　冷えは女性の大敵。婦人病のほとんどは冷えからくるといわれるほどです。サフラワーは血行をうながしてからだを温めるため、女性の健康に役立ちます。

どんな人に効く？　手足が冷えやすく便秘がちな人、肩こり、腰痛などの筋肉の緊張の強い人。しっしんの痕《あと》などの色素沈着や、足の静脈瘤《りゅう》のある人に向きます。

どんなときに効く？　気持ちをリラックスさせるので、就寝前がおすすめです。また、白米に炊き込んだ黄色のごはんは、見た目もきれいで、食欲と健康の増進に役立ちます（92ページ参照）。

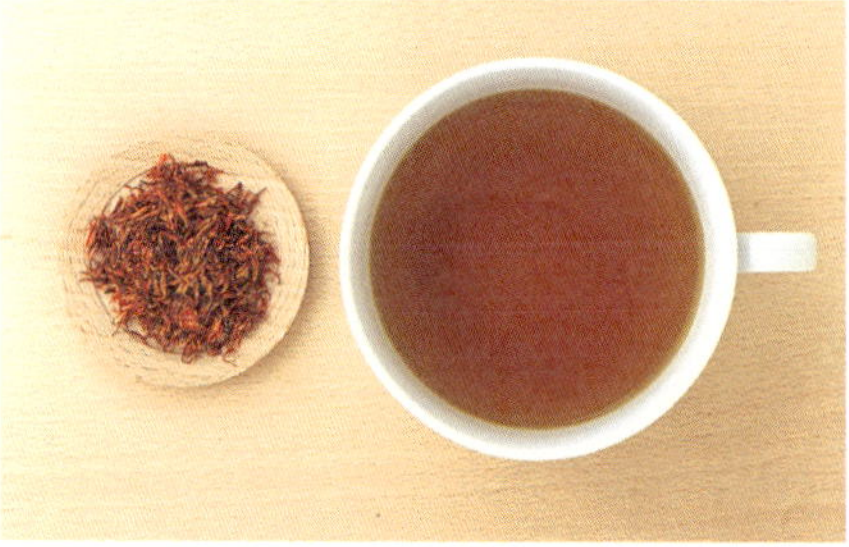

フローラル系の香りが女性好みです

【プロフィール】●種別：キク科の一～二年草　●学名：Carthamus tinctorius　●和名：ベニバナ　●利用できる部位：花

＜作用・適応＞
●緩下・利尿・抗炎症・発汗・血行促進
●動脈硬化（予防）、口内炎・月経痛・月経前症候群・冷え性・更年期の諸症状・肌荒れ

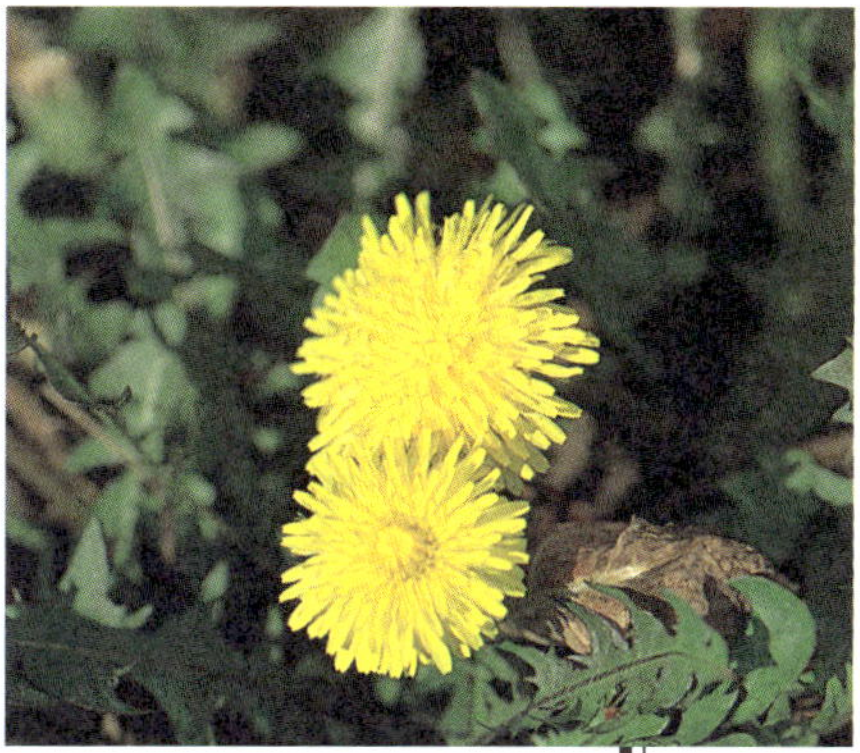

悪いものはためずに出す！
春先の葉は食すれば解毒が進む

タンポポ（ダンデライオン）

春先の葉

【プロフィール】●種別：キク科の多年草　●学名：Taraxacum officinare　●和名：西洋タンポポ　●中国名：蒲公英（ホコウエイ）　●有効成分：（葉）コリン、鉄、ビタミンB・C・D、カロチン、カリウムなど　（根）アスパラギン酸、イヌリンなど　●利用できる部位：花・葉・根

＜作用・適応＞
●抗炎症・消化促進・胆汁分泌促進・利尿・緩下・母乳の出をよくする
●便秘・ニキビ・アレルギー性皮膚炎・扁桃炎・じんましん・自己免疫性疾患

どんなハーブ？　ヨーロッパでは「おねしょのハーブ」と呼ばれるほどの強い利尿と、炎症を抑え肝臓の解毒をうながす2大作用が特徴。ハーブとしては主に根を用います。掘りとった根を洗い、薄い輪切りにして乾燥させます。焙《ほう》じるとコーヒーのような風味になります。

どのように効く？　優れた利尿作用をもつだけでなく穏やかな下剤作用もあるので、尿と便の双方がスムーズに排出されすっきりします。漢方では、乾燥させた根を消炎剤として扁桃炎や副鼻腔炎、ニキビ、アトピー性皮膚炎などに用います。

どんな人に効く？　尿の出が悪くむくみやすい人、便秘がちな人、ニキビがなかなか治らない人、化膿しやすい体質の人に。

どんなときに効く？　葉にも消化促進と軽い解毒作用があります。春先のやわらかい葉はおいしいものです。冬のあいだにたまった老廃物の解毒にもなるでしょう。慢性の炎症のある人は、お茶がわりにタンポポコーヒーの常用がおすすめです。

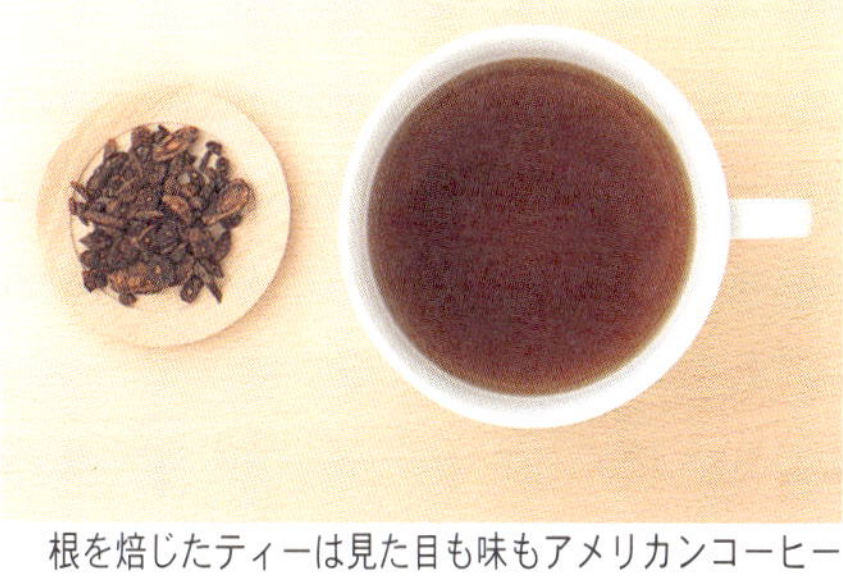

根を焙じたティーは見た目も味もアメリカンコーヒー

キュア・アドバイス3
〜季節ごとの不調〜

春

自律神経のバランスをくずしやすいとき。寒さがゆるんでくると、からだの内にこもったエネルギーが一気に外に向かい、急激な変化に体内バランスが対応できにくいためでしょうか。ヨーロッパでは冬のあいだにたまった老廃物によって、頭痛、腰痛、むくみ、抑うつ感、感情の不安定、吹き出物などが出やすい時期と考えて、ハーブによる浄化療法が行われます。

夏

消化器の機能が弱くなりやすい季節です。胃腸の調子がよくないところへ薄着や冷房にあたりすぎると、頭痛、吐き気、発熱、下痢などをともなう夏風邪を起こしがち。元気がなく、めまいや倦怠感が出始めたら早めにキュアを。

秋

１年でもっとも体調が安定します。とはいえ、秋口の気温・気圧の変化は要注意。ついうっかりの寝冷えが血液の循環を悪くしがちです。また、秋の夜長はなんとなく感傷的に。更年期の諸症状が出やすい時期なのです。悲嘆にくれず、前向きなキュアを。

冬

冷えと乾燥がキーワード。唇などの粘膜はとくに乾燥に弱く、強い紫外線（雪焼け）や栄養・水分の不足、風邪などの影響をまともに受けてしまいます。唇の荒れはからだの乾燥を暗示。キュアを必要としている表れです。保温・保湿を心がけましょう。

第4章

症状別ハーブガイド

精神神経系

Part5
●眠れないとき

Part6
●イライラするとき

Part7
●気分が落ちこんだとき

疲れているのに眠れない、無性にイライラして人にあたることがある、あるいは自信を失って人に会うのも億劫だというようなことはありませんか？

これらはストレスが続いたときに、しばしば起こる精神神経系の症状です。

この章では、精神科や心療内科を受診するほどではないけれど、ちょくちょくこのような症状があって気になっているという人が、ファーストチョイスとして試す価値ありのハーブをご紹介します。

また、ダイエットがうまくいかないとか、老いていく自分を受け入れられないなど、誰しも経験する微妙な心の揺れにどう対処するかのヒントにもなります。

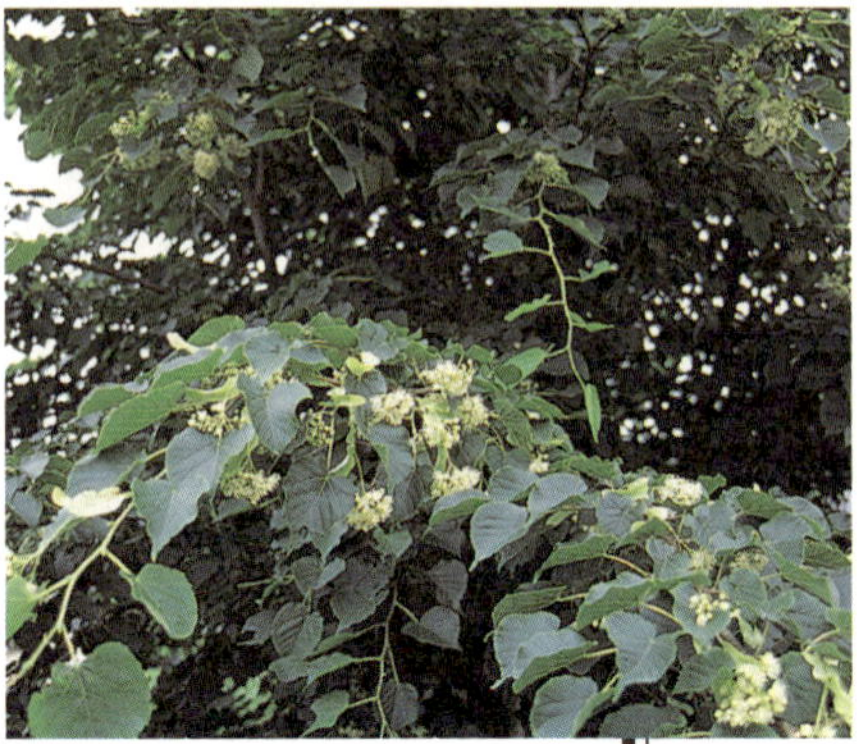

リンデン

遠い記憶を呼び起こし 心なごませ眠りへみちびく

どんなハーブ？ 花や葉、小枝をハーブティーとして用います。ティーにするとどこかなつかしく、遠い思い出を呼び起こすような上品で甘い香りがします。

どのように効く？ 高ぶった気持ちを鎮め、緊張を解く優れた鎮静作用があります。また、花に含まれるビオフラボノイドという成分が血圧を下げ、動脈硬化の予防にも働きます。

どんな人に効く？ あれもしなくちゃ、これもしなくちゃと、いつもいろいろなことが気になっているのになかなか手につかない人。疲れているのに緊張が解けずなかなか寝つけない人、興奮しやすく落ち着きのない子どもにも向きます。

どんなときに効く？ いろいろなことが心に浮かんで寝つけないときや、眠れなかったらどうしようと考えること自体がストレスになっているときは就寝の少し前にティーを飲みます。また、風邪や生理のときの頭痛、緊張による肩こり、頭痛にも効果があります。

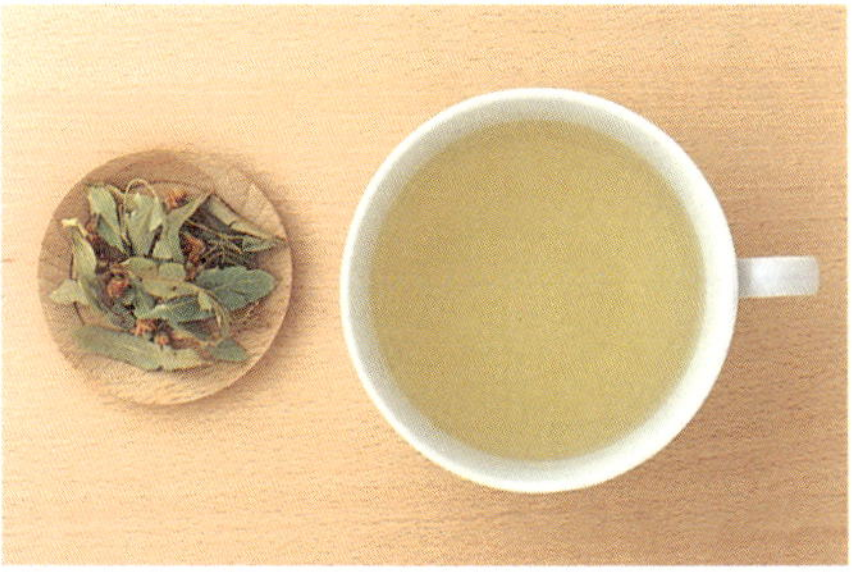

甘い香りが記憶の扉をノックします

【プロフィール】●種別：シナノキ科落葉高樹 ●学名：Tillia cordata ●和名：西洋ボダイジュ ●有効成分：フラボノイド配合体 ●利用できる部位：花・苞《ほう》・葉・小枝

＜作用・適応＞
●鎮静・鎮痙・神経緩和・利尿
●不眠・頭痛・高血圧

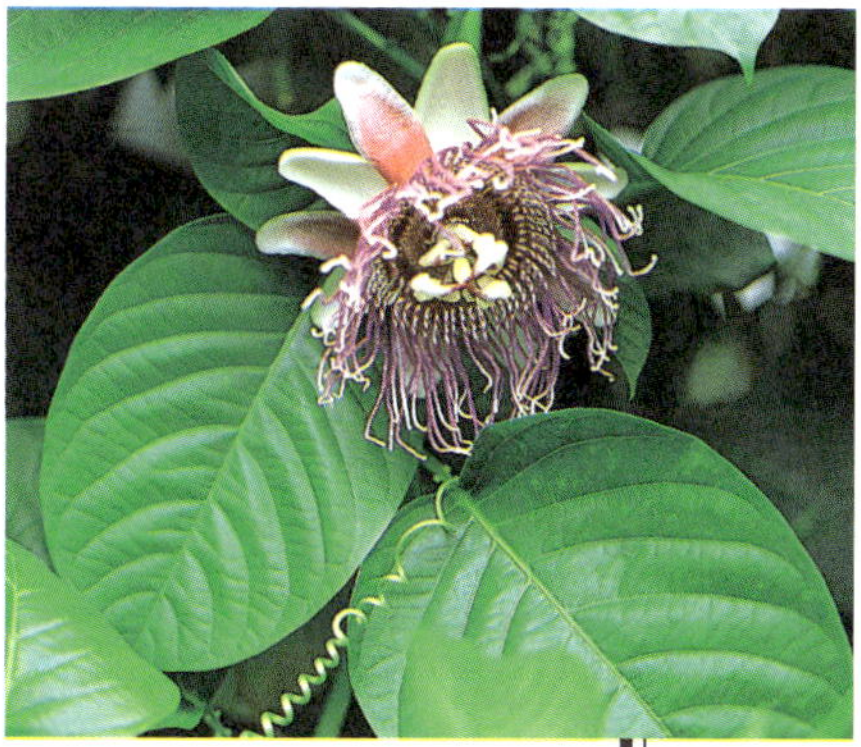

草木が香るようにおだやかに効く
習慣性のない精神安定剤

パッションフラワー

どんなハーブ？　原産は北アメリカ。先住民族のあいだで、緊張を和らげ眠りを深める天然のトランキライザーとして伝統的に使われてきました。ティーにするとくせのない草木の香りが心地よく、深いくつろぎを与えてくれます。

どのように効く？　興奮を鎮める鎮静効果と安眠へみちびく作用は、今のところフラボノイドの一種のイソビテキシンや、インドールアルカロイドが関与しているとされています。自然睡眠が深くなるだけなので目覚めはすっきりです。

どんな人に効く？　寝つきが悪い人や、ちょっとした音や光の刺激で目が覚めてしまい、その後の眠りが浅いという人に。

どんなときに効く？　興奮が冷めず何度も同じ記憶をたどって寝つかれないというときに。安眠作用に優れているため、毎日飲まなくても効果を発揮しますが、熟睡と覚醒のリズムが大きくずれているときには、ある程度長期間、同じくらいの時刻に服用することが必要でしょう。

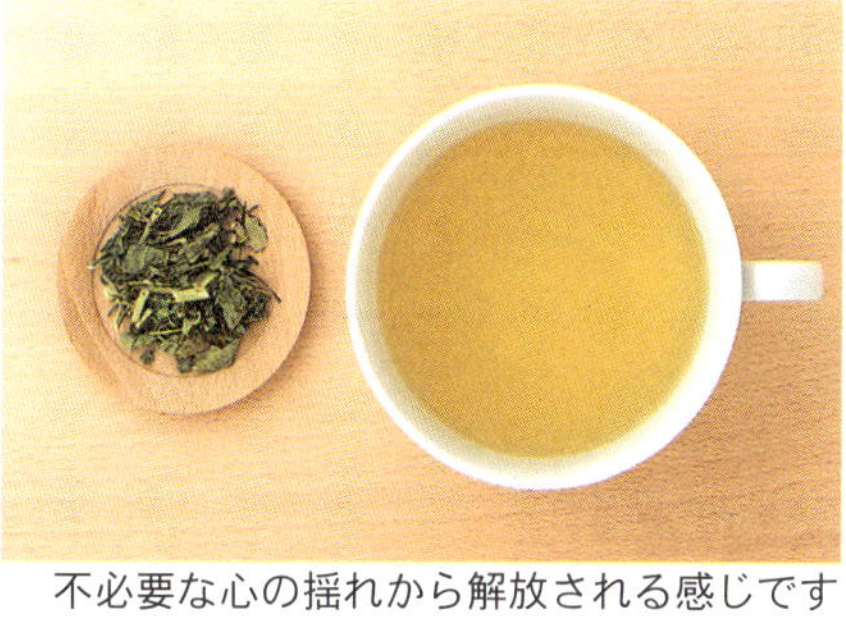

不必要な心の揺れから解放される感じです

【プロフィール】●種別：トケイソウ科の多年草　●学名：Passiflora incaranata　●和名：チャボトケイソウ　●有効成分：インドールアルカロイド、イソビテキシンなど　●利用できる部位：花・葉・つる

＜作用・適応＞
●鎮静・精神安定・催眠・鎮痛
●神経緊張・精神不安・不眠・ストレス性の高血圧・過敏性腸症候群・子どもの癇

眠れずに心がまずしくなる夜
ホルモン整う安らぎを飲む

ローズ

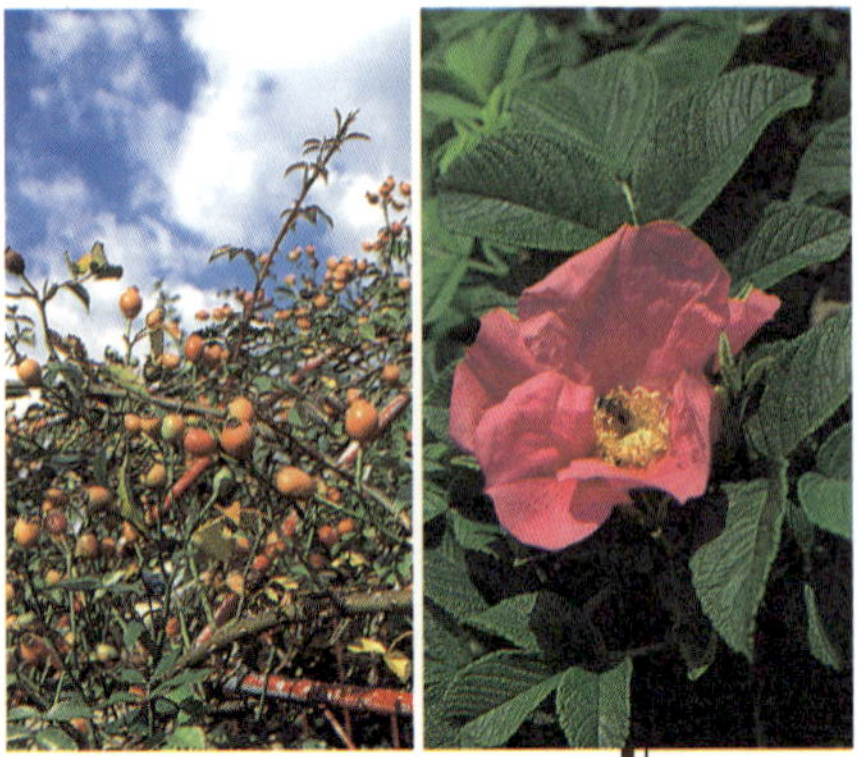

（右）アポテカローズの花・（左）ローズヒップ

どんなハーブ？　ローズは「肌と魂」のハーブ。世界で2万以上の品種があり、薬用ティーに使われるのはガリカローズ（アポテカローズ）、ケンティフォーリア、ダマスクローズなど。園芸用の雑種は薬用にできないものが多いので注意が必要です。果実はローズヒップと呼ばれ、ビタミンCの宝庫。ティーは鮮やかな赤色で、美肌の薬効と甘美な味が女性に人気です。

どのように効く？　数多い薬効の中心になるのは心の揺れを鎮める鎮静作用。さっぱりとしたくせのないティーを味わうとスムーズに安らぎが広がります。また、女性のホルモン系にも作用してバランスを整え、心を朗《ほが》らかにします。

どんな人に効く？　ささいなことでその日の眠りが左右されやすい過敏で繊細な人、更年期のはじまりにある人などに。

どんなときに効く？　夜眠れずにせつなさが増幅したとき。他人をうらやむ気持ちを抑えきれず、心まずしく感じるとき。ゴージャスな気分になりたいときなどに。

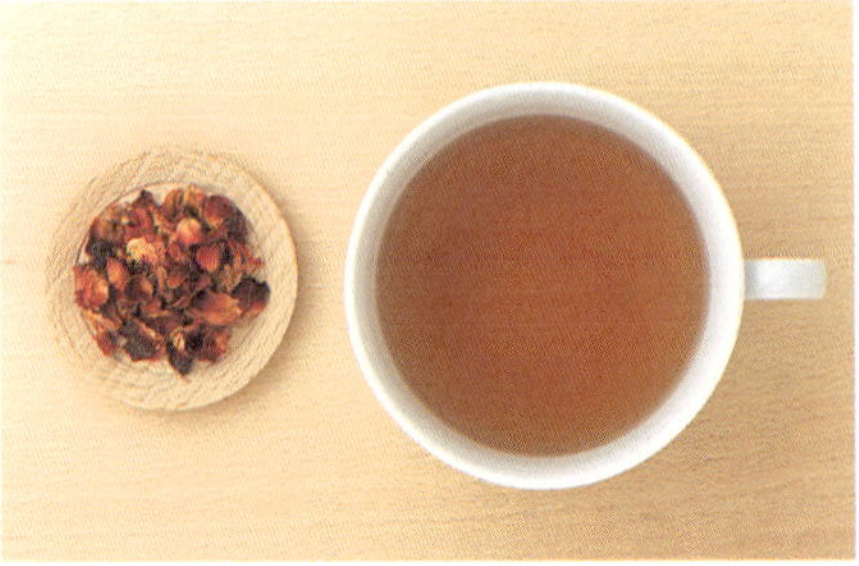

セクシーな気分にもなれるローズティー

【プロフィール】●種別：バラ科落葉低木　●学名：Rosa spp　●和名：バラ　●有効成分：有機酸、タンニン、フェニルエチルアルコール、ビタミンCなど　●利用できる部位：花・実

＜作用・適応＞
●鎮静・抗うつ・収れん・消化刺激・胆汁分泌促進・解毒・去痰・抗菌・抗ウイルス・殺菌・月経調節
●神経疲労・神経過敏・神経性の下痢・更年期の諸症状・便秘・肌のしみ・不正出血

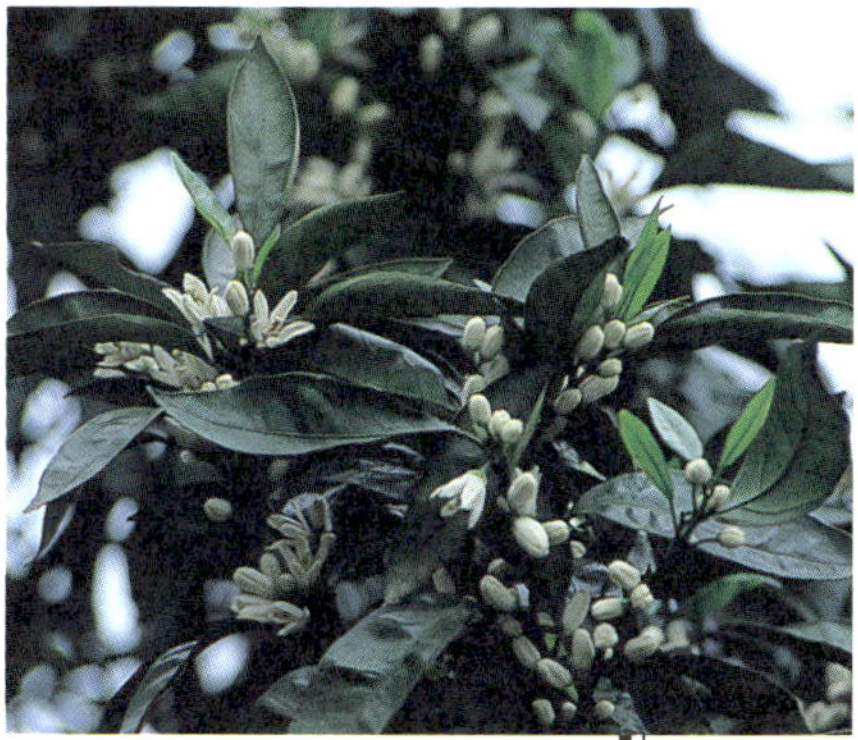

オレンジフラワー

完全主義の過敏な心をゆるめ 安眠と仲よくなれる

どんなハーブ？　オレンジフラワーはオレンジブロッサムとも呼ばれ、ビターオレンジの花をいいます。ティーにすると誰もが好むフローラルでフルーティーな香り。中国では「洛神《らくしん》」と呼ばれ、糖尿病患者用のお茶に配合されます。高級精油・ネロリの原料としても知られます。

どのように効く？　オレンジフラワーのティーを口にふくんでゆっくり味わうと、まもなくイライラのもとが溶けて流れていくような気分になります。その味の余韻を楽しみながら目を閉じると、今日のストレスや明日の不安がだんだんささいなことに思えてきます。

どんな人に効く？　その日あったイヤなことや、明日の予定が気になって気持ちの切り替えがうまくできない人や、ストレスを感じると腹痛や下痢を起こす人に。

どんなときに効く？　深夜の帰宅で疲れ、すぐに寝つきたいとき。翌朝、早起きしなければならないとき。また、刺激的なテレビやビデオの画像が頭から離れないとき。

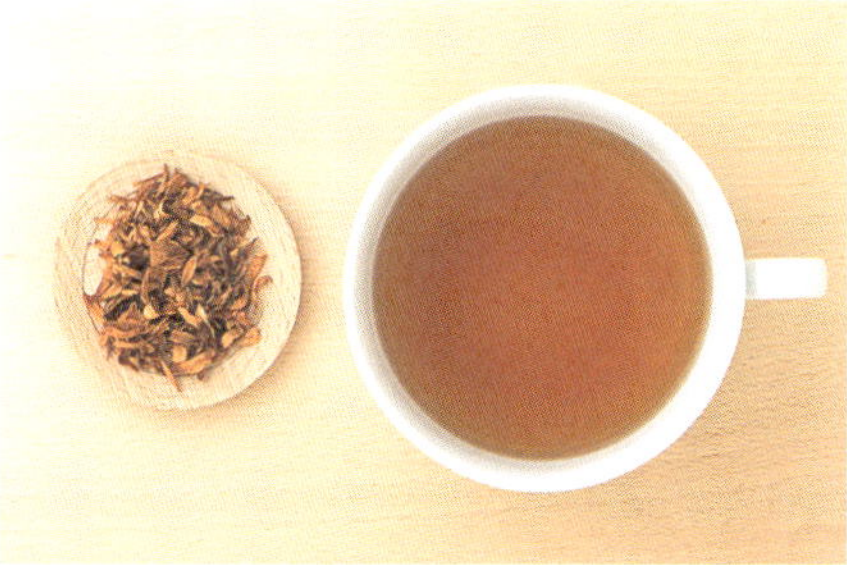

リンデンとのブレンドもおすすめです

【プロフィール】●種別：ミカン科　●学名：Citrus aurantium　●有効成分：リナロール、ゲラニオール、フラボノイドなど　●利用できる部位：花

＜作用・適応＞
●鎮静・健胃・強壮
●抑うつ・不眠・月経前緊張症・過敏性腸症候群

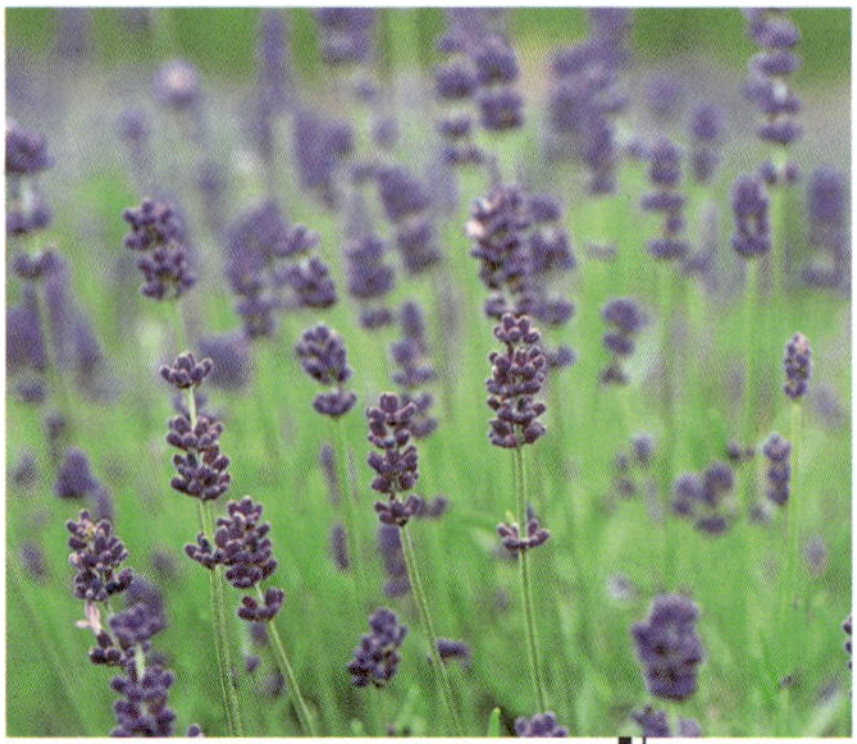

とがった心をおだやかに均《なら》す
シャープで清々しい風味

ラベンダー

どんなハーブ？ 日本でもっとも知名度の高いハーブのひとつです。産地で有名な北海道・富良野のラベンダー畑は、それだけでも癒しのスポットになっています。

種類は豊富ですが、フレンチラベンダーとイングリッシュラベンダーの香りはとくにふくよかで人気の高い品種です。ティーにするとラベンダー畑を吹き抜ける風のようにシャープで爽やかな風味です。

また、シソ科ハーブに共通する「つかえをとる」作用（33ページ参照）は、ラベンダーの場合、とくに腸内ガスでつかえたおなかに働き、腹痛を和らげます。イライラでつかえた心にも有益です。

ただし、子宮を刺激するといわれており、妊娠中は量に要注意です。

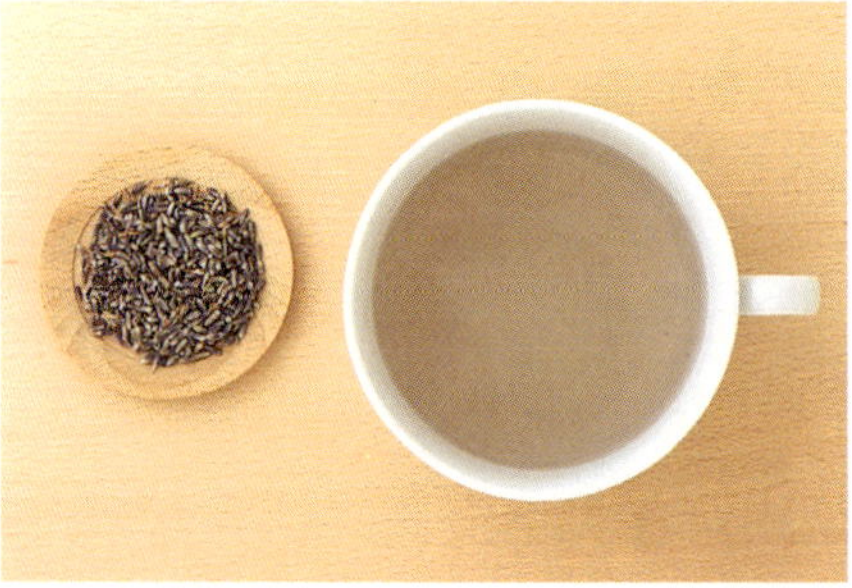

リンデンとブレンドするとさらに効果的

【プロフィール】●種別：シソ科の常緑低木 ●学名：Lavandula species ●有効成分：リナロール、フラボノイド、タンニンなど ●利用できる部位：全草

＜作用・適応＞
●鎮静・鎮痙・殺菌・消毒・虫除け
●不眠・偏頭痛・ストレス性の高血圧・自律神経失調症・過敏性腸症候群

どのように効く？　さまざまなストレスで四角四面になった神経をリラックスさせ、丸くします。また、頭痛があってイライラするときや、そのイライラがさらなる頭痛をつくってしまうような悪循環にはまってしまったとき、ラベンダーが心地よい抜け道をあけてくれます。

どんな人に効く？　どちらかというと完全主義で、自分より能力の劣る人や動作がのんびりしている人を見ると、つい声を荒らげてしまったり、ストレスを感じるタイプの人に向きます。

どんなときに効く？　緊張による偏頭痛や、急に血圧が上がったときに。また、おなかがはって苦しいときや、ストレスで生理が遅れているときなどにも有益です。

キュア・アドバイス4
～妊娠中は要注意～

ハーブは薬ではありませんが、子宮を収縮させたり、胎児に影響を与える危険なものもなかにはあります。

料理に少量入っているくらいならまず問題はありませんが、ティーの場合は要注意です。

【妊娠中は避けたいハーブ】
バジル
カモミール
レディースマントル

【妊娠中は量に注意したいハーブ】
パッションフラワー
ラベンダー
セージ
フェンネル
ショウガ（とくに妊娠初期）
タイム
マリーゴールド
ミント

【授乳中は避けたいハーブ】
ミント

●妊娠中にいいハーブ●
ラズベリーリーフ
タンポポ

●授乳中にいいハーブ●
ラズベリーリーフ
タンポポ
ネトル
ローズヒップ

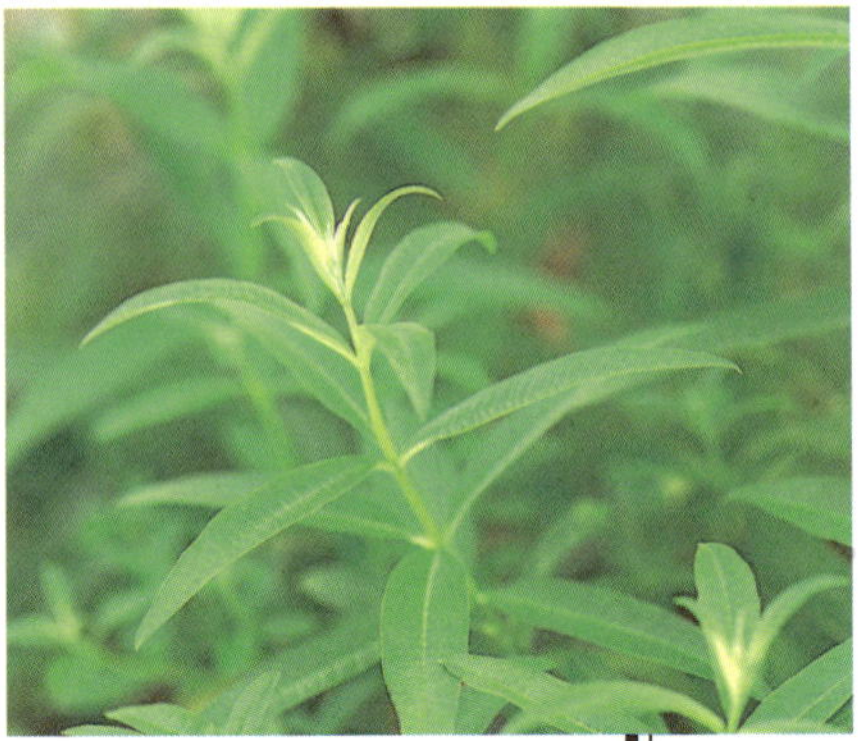

レモンバーベナ

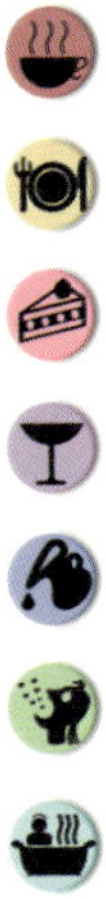

神経の高ぶりによる胃弱と偏頭痛に

どんなハーブ？　葉にレモンの香りがあり、指を洗うフィンガーボウルの香りづけに使われ、ビネガーやオイルの風味もよくします。ヨーロッパではバーベナティーに同量のワインを混ぜたリラックスドリンクが愛飲されています。

どのように効く？　爽やかなレモンの風味が神経の高ぶりを鎮め、自律神経のバランスを整えます。

どんな人に効く？　生理中の不快感が頭痛となってあらわれる人や、日常的に偏頭痛があってイライラしやすい人に向きます。

どんなときに効く？　胃が弱って食欲がないときは食前、食べすぎたときは食後というように、用途に合わせることができますが、どちらかというと胃弱による食欲不振に向きます。また、リラックスとリフレッシュの両方が期待できるハーブなので、夜よりは昼間のティーとして、仕事の合間、気持ちの切り替えをしたいときなどにもっとも適します。

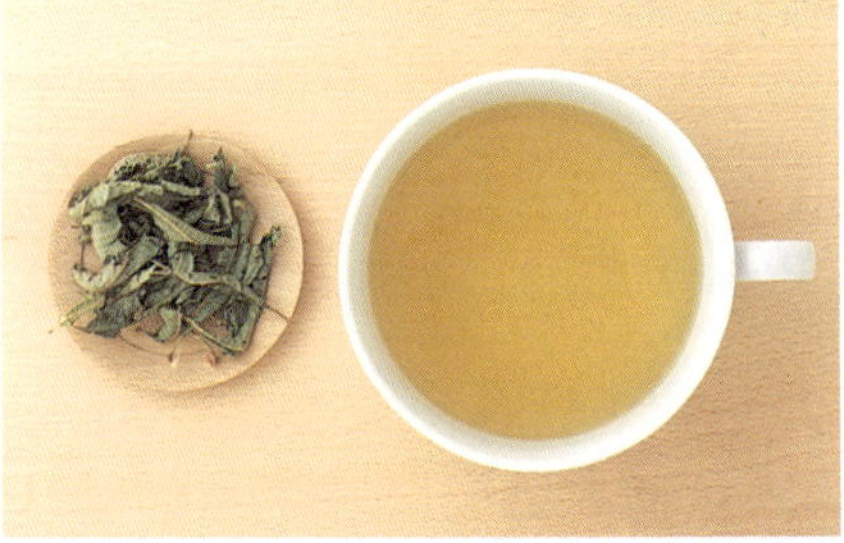

甘みのあるレモン風味でさっぱりします

【プロフィール】●種別：クマツヅラ科の低木　●学名：Aloysia tripylla　●和名：コウスイボク　●仏名：ヴェルヴェーヌ　●利用できる部位：葉

＜作用・適応＞
●鎮静・消化促進・血行促進・食欲増進
●偏頭痛・のどや鼻の不快感

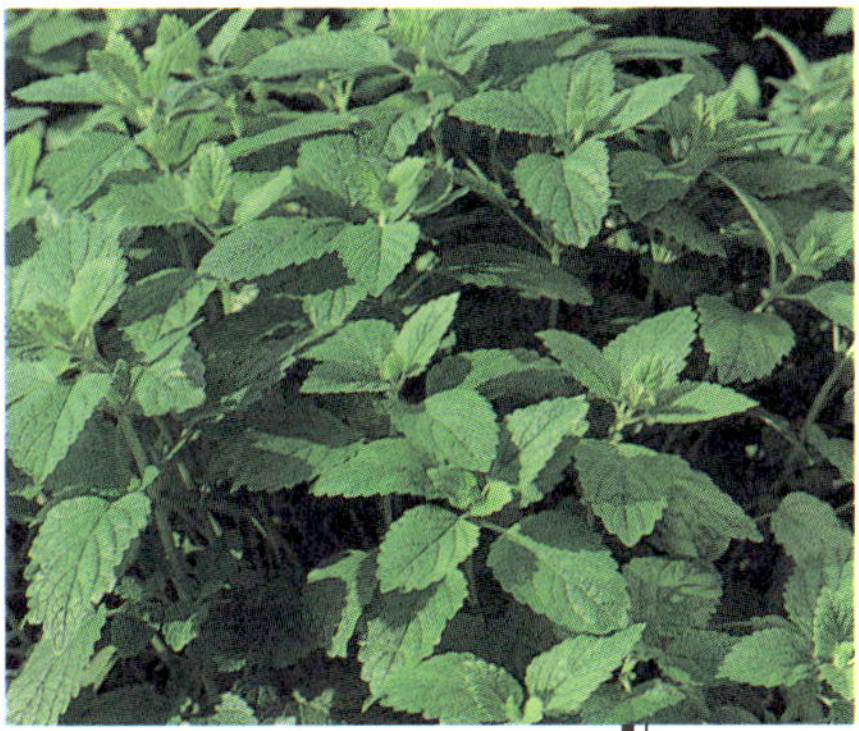

レモンバーム

心配にとりつかれ自分も他人も許せず辛いとき

どんなハーブ？　酸味はなく多くのハーブと調和します。学名のメリッサは蜂《はち》を意味し、はちみつやローヤルゼリーと同じ滋養作用をもっているといわれます。

どのように効く？　レモンバームは悲しみ・心配を和らげ、気持ちを明るくしてくれるハーブとして古くから用いられています。

　また、生理不順の特効薬でもあります。

どんな人に効く？　自分に厳しいタイプの人、先々の起こるかどうかわからないことが心配で仕方がない人、ストレスで生理がくるいやすい人に向きます。

どんなときに効く？　夜に起こる心配事は眠りを妨げ、翌日まで疲れをひきずることに。疲れがたまるにつれ小さな悲しみも増幅し、やがてからだの働きにもよくない影響をおよぼします。悲しみを病気に変えないために、仕事や人間関係のトラブルで自信を失ったとき、あるいは不安なときに適しています。また、ストレスによる頭痛や腹痛にも効果があります。

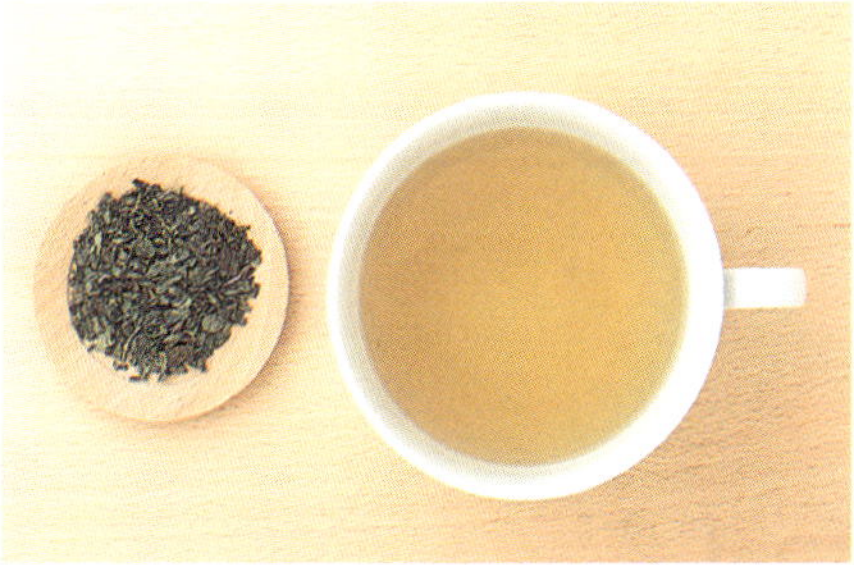

酸味はなくふんわりとした後味

【プロフィール】●種別：シソ科の多年草　●学名：Melissa officinalis　●和名：西洋ヤマハッカ　●有効成分：ポリフェノール、タンニン、フラボノイド　●利用できる部位：葉

<作用・適応>
●鎮静・鎮痛・発汗・強壮・抗うつ・消化促進・抗ウイルス・抗菌・抗けいれん・末梢血管拡張
●のどの痛み・不眠症・うつ病・食欲不振・動悸・アレルギー・神経性胃炎・月経不順

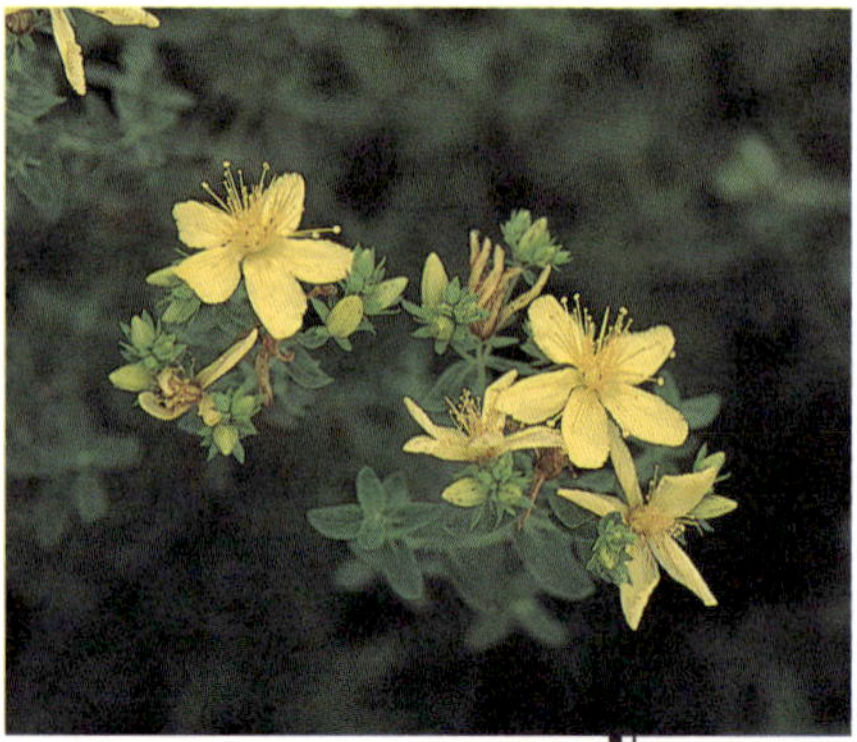

ダイエットにまつわる自信喪失や抑うつを晴らす幸せのハーブ

セント・ジョーンズワート

どんなハーブ？ 6月の夏至頃に、5弁の黄色い花を咲かせるこの植物は聖ジョン(ヨハネ)の日にちなんで名づけられました。乾燥葉はシソに似たスッとした香り。ティーにすると少し苦みのあるさっぱりした風味になります。

このハーブは、体内時計をコントロールしているメラトニンというホルモンの分泌を刺激すると考えられており、今日増えているストレスによる不眠や、抑うつによるリズム障害を癒すとして、一躍脚光を浴びるようになりました。

また、ハイパーフォリンという成分は、細胞内へのウイルス侵入を防ぐとともに、ウイルスが体内で増えていく過程で行う「遺伝情報の複写」も阻害するとの研究発表もあり、エイズ治療への期待も高まっています。経験的にも、セント・ジョーンズワートのチンキやオイルは消炎作用があり、洋の東西を問わず、打撲や感染による炎症に外用されています。

【プロフィール】●種別：オトギリソウ科の多年草　●学名：Hypericum perforatum　●和名：西洋オトギリソウ　●有効成分：メラトニン、ヒペリシン、タンニン、ハイパーフォリンなど　●利用できる部位：地上部

＜作用・適応＞
●精神安定・消炎・鎮痛・抗酸化・抗ウイルス
●更年期や月経中の抑うつ感・不眠・神経痛・外傷や打撲などによる痛み・関節炎

どのように効く？　うつ状態にある人では、脳内のノルアドレナリンやセロトニンという刺激伝達物質が少なくなっています。セント・ジョーンズワートはこのセロトニンを少しずつ増やしていくことによっても、うつ状態を改善するようです。

どんな人に効く？　憂うつ感の続いている人や、ダイエットがうまくいかず、そのことがストレスになっている人。あるいは、つねに不安で自信がもてず困っているけれど、精神科などの受診にもためらいを感じる人は、まずこのティーを試してみるといいでしょう。

どんなときに効く？　更年期のはじまりにあって、気分が落ちこみがちなとき。あるいは、生理前に過食してしまいそうなときにも適します。

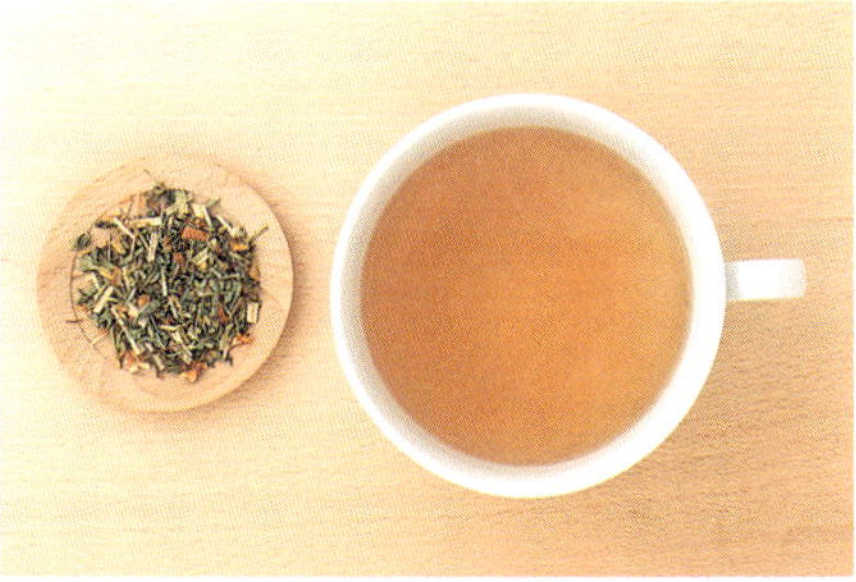

飲むと自信がよみがえります

※セント・ジョーンズワートはぜんそくの発作を抑えるテオフィリン、経口避妊薬（ピル）などの効果を減少させることがあります。

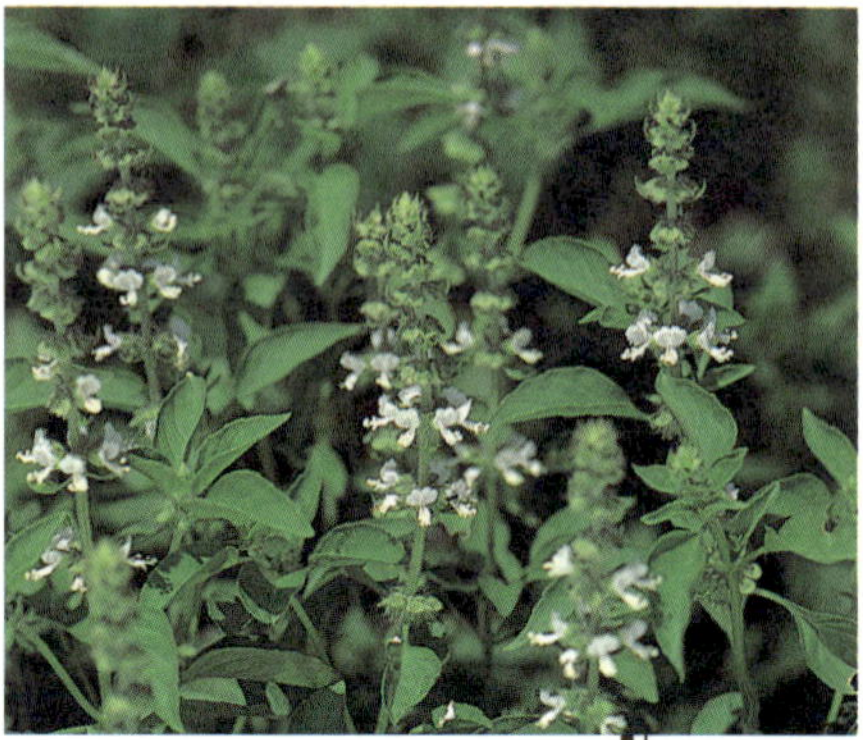

スイートバジル

職場や生活環境の変化でストレスを感じるときに

バジル

どんなハーブ？ 通称「香草の王様」。イタリア料理には欠かせません。アーユルヴェーダ医学ではバジルのジュースを強壮薬として用います。

どのように効く？ この強壮作用は副腎皮質を刺激して、抗ストレスホルモンであるコルチゾールという物質の分泌をうながすからだと考えられています。また、バジルはからだを温めたり、かゆみを和らげる作用があります。

どんな人に効く？ 環境の変化や気をつかうことがあるとすぐに疲れてしまう人、出張や転勤が多く、それをとくにストレスと感じてしまう人におすすめです。また、手足が冷えやすく、皮膚のかゆみが出やすい人や、むくみやすい人にも。

どんなときに効く？ 人と会うのが億劫と感じるとき、集中力が保てないとき、新しい環境になじめないと感じるときなど。また、更年期や卵巣の手術の直後などに起こるイライラや物忘れが気になるときにも有効です。

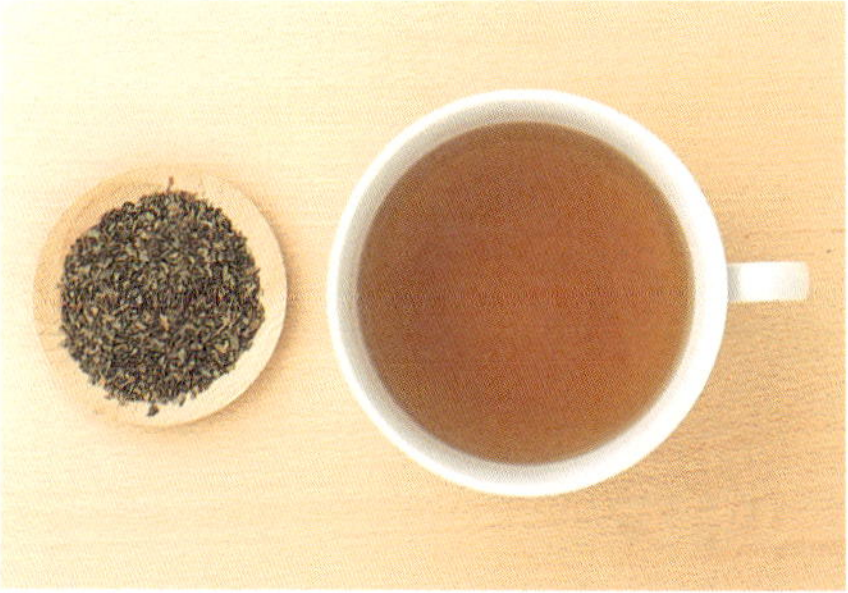

ニッキの入った紅茶のような風味です

【プロフィール】●種別：シソ科の一年草 ●学名：Ocimum basilicum ●和名：目ボウキ ●伊名：バジリコ ●有効成分：タンニン、バジルカンファー ●利用できる部位：葉・花

＜作用・適応＞
●副腎皮質刺激・抗うつ・強壮・抗菌・かゆみを止める
●慢性疲労・精力減退・無気力・落ちこみ・更年期の諸症状・アレルギー・不眠

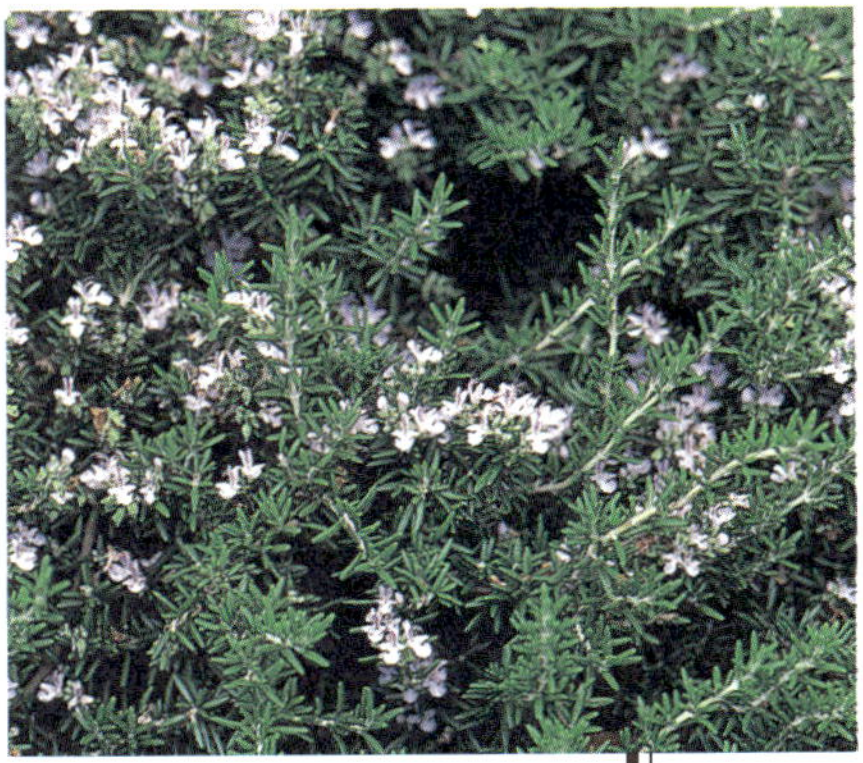

頭・心・内臓を活気づけ
思わず行動したくなる熱血ハーブ

ローズマリー

どんなハーブ？　古代から香水に使われ、美容と老化の薬とされたローズマリーは、樟脳《しょうのう》に似た個性的な強い香りのハーブ。ティーは目が覚める刺激的な芳香です。

どのように効く？　一度口にしたら忘れられないような独特の香りとは裏腹に飲み口すっきり。瞬間的に目を覚まし、脳を明晰にする働きで記憶力や集中力を高め、気分をウキウキ高揚させます。同時に血行をうながすとともに血管を丈夫にし、消化器全般の機能を高めるところが「若返りのハーブ」と呼ばれる理由。頭脳、心、内臓の3つの側面から活気づけるのです。

どんな人に効く？　低血圧ぎみで朝なかなか調子の出ない人、にぎやかに楽しんでいる人たちの輪に入れないでいる人、面倒な作業が不得意な人などに向きます。

どんなときに効く？　人と会うのが億劫で部屋にとじこもりがちなときなどに適します。また、このティーは頭皮が乾燥してフケが出やすくなったときにリンスとしても使えます。

【プロフィール】●種別：シソ科の常緑小低木　●学名：Rosmarinus officinalis　●和名：マンネンロウ　●有効成分：タンニン、フラボノイド など　●利用できる部位：葉・茎

＜作用・適応＞
●中枢神経機能亢進・頭脳の明晰化・血液循環促進・血管壁強化・肝臓、胆のう、腸の機能亢進・抗酸化
●記憶力や集中力の低下・頭痛・関節炎・抑うつ・肩こり・更年期の諸症状

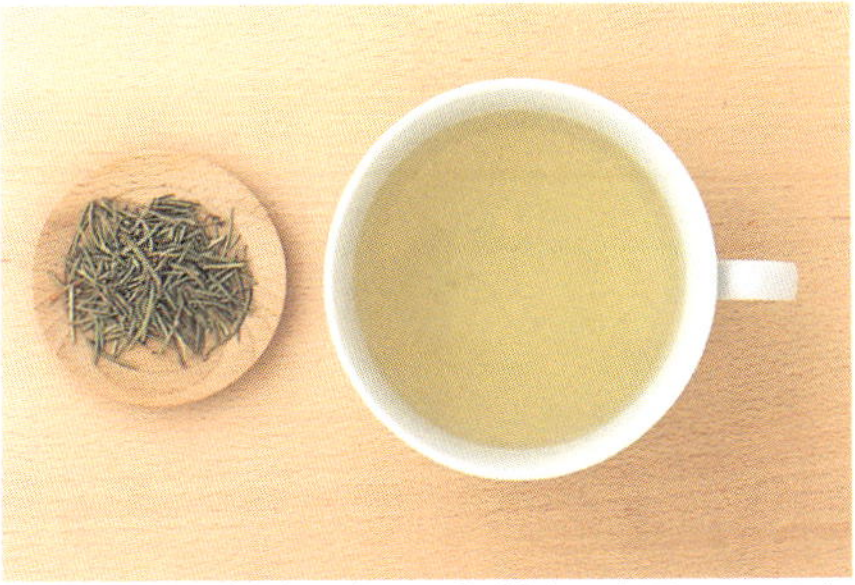

やる気を一気に呼び起こすティーです

キュア・アドバイス5
〜ティーはいつ飲む？〜

ハーブティーは基本的にはいつ飲んでもかまいませんが、薬効の性質を生かし、より効果を高めるおおよその時間帯があります。

リフレッシュ系
元気な人になる！

気分を切り替え、シャキッとしたいときに適したハーブです。

- 心身を目覚めさせたい朝
- 自信喪失ぎみの落ちこんだ気分をリセットしたい昼間や夜
- これからもうひと仕事あるという夕方

ミント、ローズマリー、レモングラス、シソ、クローブ、ショウガ、セージ、タイム、ハイビスカス、ローズヒップ

リラックス系
穏やかな人になる…。

はりつめた神経を和らげ、心を解放してくつろいだ気持ちになりたいときに適したハーブです。

- 時間に追われひと段落した昼間
- 明日のことが不安で眠れない夜
- １日ボーッとしようと決めた休日の午前中
- 悲しみやせつなさが増幅した夜

カモミール、パッションフラワー、ラベンダー、リンデン、ローズ、レモンバーム、セント・ジョーンズワート、オレンジフラワー、 バジル、ラズベリーリーフ

第5章

症状別ハーブガイド

その他

Part8 ●女性に効くハーブ

Part9 ●老化防止に効くハーブ

イライラや落ちこみ、過食や食欲不振、下痢や便秘、乳房のはりや痛みなど、生理前になると決まって起こる症状はありませんか？

これらは月経前症候群（または月経前緊張症）と呼ばれ、ストレスの影響も大です。症状には個人差があり、無症状の人もいるため、わがままだといわれたりして一般には理解されにくく、女性の悩みのたねになっています。

この章では月経前症候群をはじめ、生理痛や生理不順、更年期の症状など、女性特有の苦痛を緩和するハーブをご紹介します。

また、主に脳の老化を防ぐハーブもとりあげています。

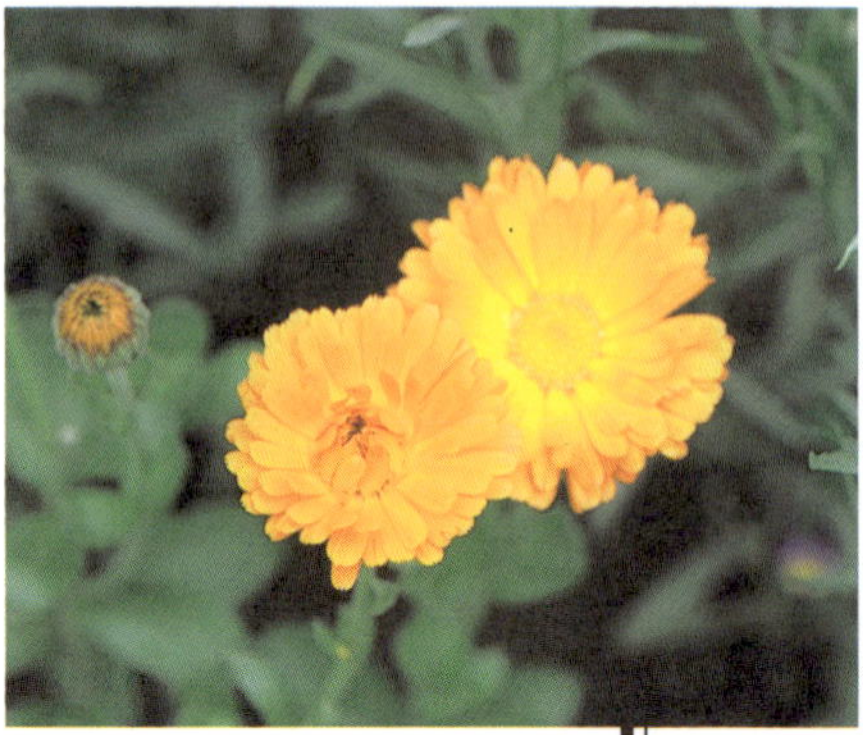

重い生理をコントロールし過多月経による貧血に効く
マリーゴールド（カレンデュラ）

【プロフィール】●種別：キク科の一年草
●学名：Calendula officinalis　●和名：キンセンカ　●有効成分：カロチノイド、フラボノイド、ステロール、サポニン、粘液質、ステロイド化合物など　●利用できる部位：花

＜作用・適応＞
●消炎・皮膚や粘膜の保護・収れん・殺菌・月経調節・胆汁分泌促進・傷の治癒
●胃炎や胃潰瘍などの消化器系疾患・月経前症候群
（外用として）湿疹・皮膚炎・すり傷・痔疾・眼精疲労・ドライアイ

どんなハーブ？　この植物のティーは、苦み以外ほとんど味がないため、カモミールなど香りのよいハーブとブレンドするとおいしく飲めます。薬用になるのはポットマリーゴールドのみです。

どのように効く？　ティーとして飲むと発汗をうながし、熱のある風邪を和らげます。粘液質を含むので、風邪薬などの刺激から胃を守る役割もあります。このハーブが女性にいいのは幅広い生理周期調節作用から。多すぎる経血や長すぎる生理期間をコントロールし、女性の負担を軽くします。また、優れた殺菌・消炎力は外用薬としても活躍。とくに結膜炎や切り傷の治癒を早めます。

どんな人に効く？　更年期や生理中の不快症状が胃に出やすい人や、全般的に生理が重く、貧血ぎみの女性に向きます。

どんなときに効く？　生理開始の1週間前あたりから食後のティーを習慣にすると、生理前のイライラや生理痛が緩和されます。

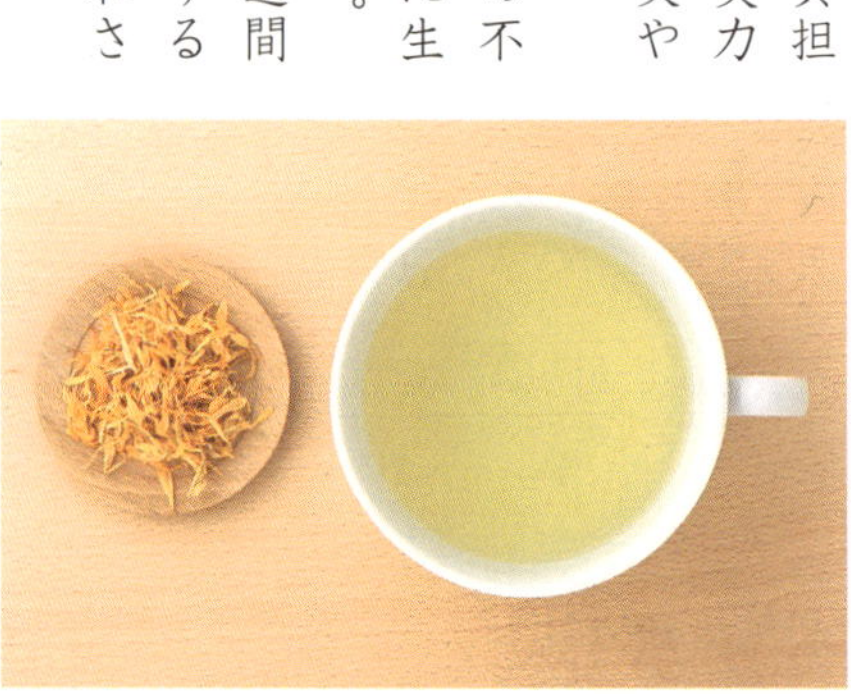

外用・内服用ともにカモミールとのブレンドが効果的

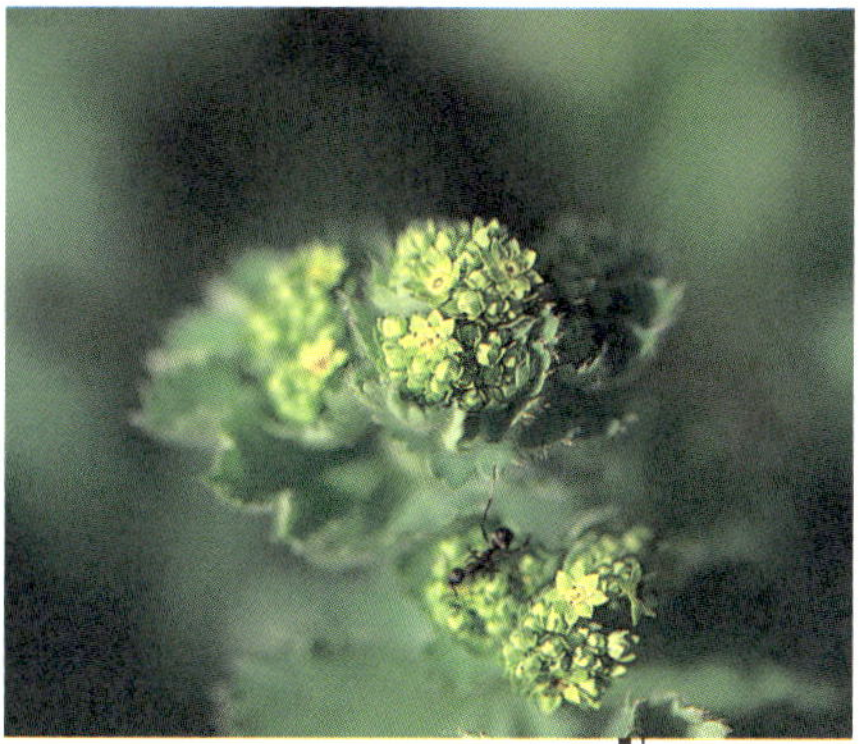

生理前に過食しがちな
がっちり体型の女性向き

レディースマントル

どんなハーブ？　その名を直訳すると「聖母のマント」。葉の形状がマントを広げたように見えることと、主に婦人科の症状を緩和する薬効からその名がつきました。また、15～16世紀には戦場で傷を癒す薬として活躍した歴史をもちます。

どのように効く？　外用薬として傷の治癒を早めるのは収れん作用。主役はタンニンです。

うがい剤にすると、赤く腫れたのどや、しわがれ声を和らげます。ティーとして飲むと女性ホルモンのバランスを整え、「気」の滞りをスムーズにします。

どんな人に効く？　ふだんはバイタリティーと責任感にあふれた、がっちり体型の女性。また、どちらかというと便秘がちで、筋肉質な女性に向きます。

どんなときに効く？　生理前になると乳房が腫れて痛んだり、イライラが増幅してとんでもない過食に走りがちなとき。また生理中など、わけもなく悲しくなったときにも有益です。

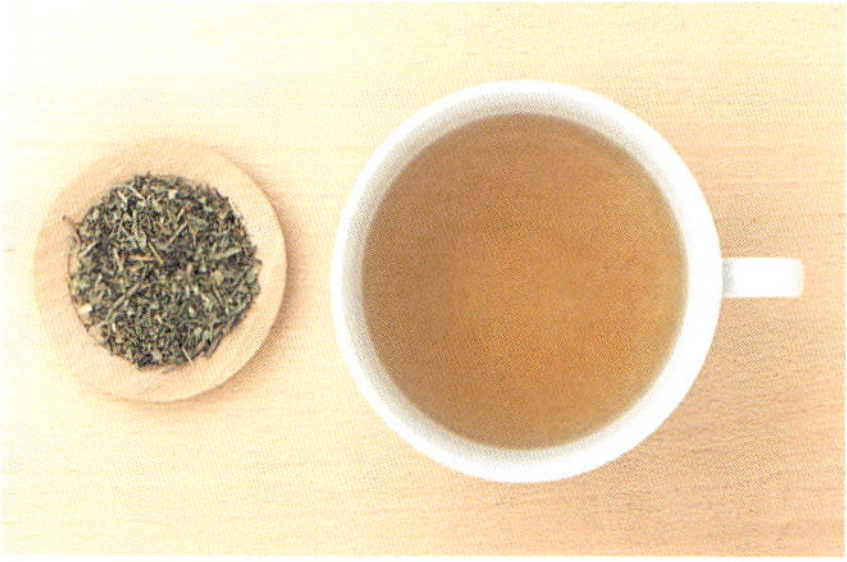

ティーは外用・内服用両方に使えます

【プロフィール】●種別：バラ科の多年草　●学名：Alchemilla vulgaris　●和名：ハゴロモグサ　●有効成分：タンニン、サリチル酸、フィトステロールなど　●利用できる部位：葉・茎

＜作用・適応＞
●収れん・月経調節・健胃・抗炎症・傷の治癒を早める・殺菌
●月経不順・更年期の諸症状・下痢・産後

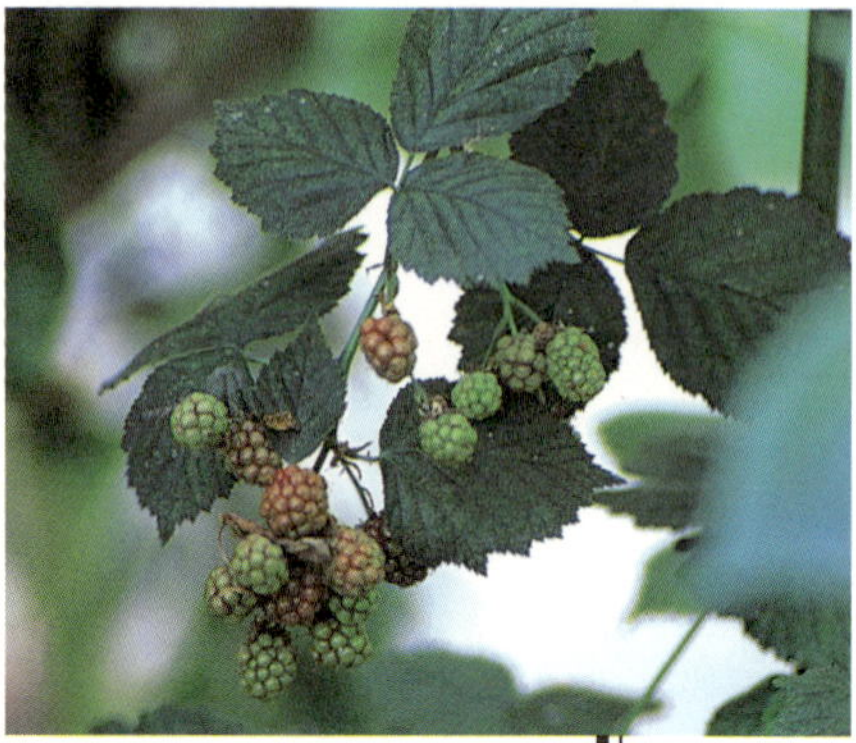

出産の準備を応援する
マタニティーハーブ

ラズベリーリーフ

どんなハーブ？ 長いあいだ親しまれてきた家庭薬で、とくに産前産後の女性を応援し、生理にまつわる不快な症状を和らげます。

このハーブはティーにすると、ほんのりと甘い香りと、存在感ある味が心を落ち着けてくれます。

どのように効く？ 豊富なビタミン群とミネラル類が出産前後の劇的なからだの変化を支え、子宮筋と骨盤の筋肉を正常な状態にしていきます。また、このハーブに含まれる栄養分は、現代女性が人知れず悩んでいる月経前症候群の症状を和らげます。また、収れん作用が生理中に起こる下腹部の痛みや軽い下痢を緩和します。

<作用・適応>
●収れん・消化促進・子宮筋や骨盤の筋肉の調整（出産準備）・母乳の出をよくする
●月経前症候群・月経痛・貧血

【プロフィール】●種別：バラ科　●学名：*Rubus idaeus*　●和名：ヨーロッパキイチゴ　●有効成分：フラガリン、タンニン、ビタミンB群およびC、ミネラル（鉄・カルシウム）、ペクチン、フラボノイドなど　●利用できる部位：葉・実

どんな人に効く？　出産をひかえた女性（ただし妊娠初期は除く）や、母乳で育てたいと考えるお母さん、あるいは生理のたびに鎮痛剤を飲んでいる人に向きます。

また、成熟期（18〜45歳）で、月経前症候群の諸症状に悩む女性にも向きます。

どんなときに効く？　安産のためには、予定日の6〜8週間前から、毎日1杯のティーを。陣痛が始まったら、水分補給のつもりでたくさん飲みましょう。また、月経前症候群や生理痛には、生理の7〜10日前から飲用しましょう。

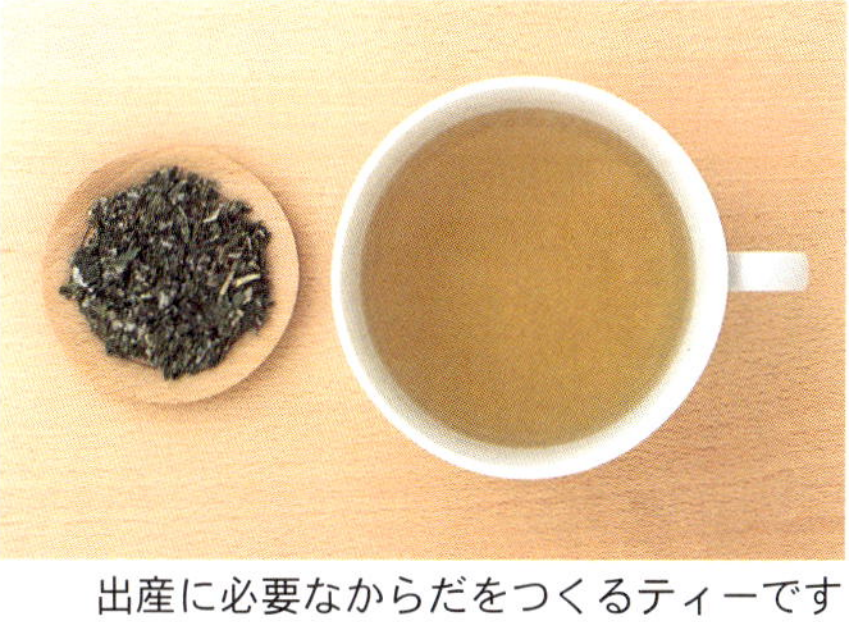

出産に必要なからだをつくるティーです

キュア・アドバイス6
〜女性の転機とハーブ〜

【思春期】10〜18歳ごろ

初潮があるころから、女性には成長期ゆえのトラブルが生じます。とくに生理不順や生理痛は、未熟な子宮や卵巣、ホルモン分泌のアンバランスが原因で起こります。

●思春期のハーブ●

バジル、フェンネル、カモミール、ネトルなど

【成熟期】18〜45歳ごろ

思春期を終えると、からだの機能やホルモンの分泌は安定し、生殖機能もほぼ成熟します。しかし、仕事をもつ女性が増え、ストレスによる月経前症候群に悩む人も増加しています。

●成熟期のハーブ●

オレンジフラワー、レディースマントル、ラズベリーリーフ、セント・ジョーンズワート、マリーゴールドなど

【更年期】45〜55歳ごろ

卵巣機能の衰えにより、体内のホルモンバランスがくずれ、生理周期の乱れやさまざまな心身の不調が起こってきます。個人差はありますが、誰にでも不定愁訴があらわれます。

●更年期のハーブ●

ローズ、セント・ジョーンズワート、セージ、レモンバーベナ、リンデン、ストロベリーリーフ、ローズマリーなど

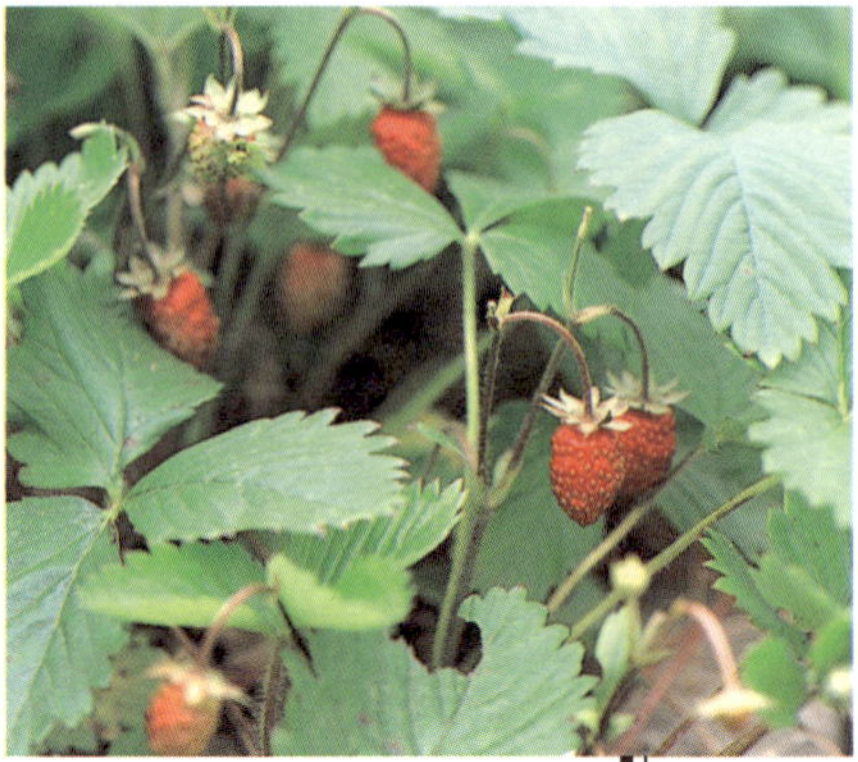

セント・ジョーンズワートとのブレンドが、薬効・味とも好相性

ストロベリーリーフ（ワイルドストロベリー）

どんなハーブ？　16世紀から栽培が始まり数多くの品種があり、薬用になるのはエゾヘビイチゴの葉。果実は食用にできますが、からだを冷やす性質があります。

番茶に似た口あたりのよいティーは、香りの強いハーブ（セント・ジョーンズワートなど）とのブレンドにも適します。

どのように効く？　利尿作用があり、カルシウムやリン、鉄分といった豊富なミネラルを含みます。消炎作用もあるのでリウマチや関節炎、膀胱炎にも用いられます。

どんな人に効く？　リウマチや繰り返す膀胱炎は主に女性に多いもの。関節炎の痛みが慢性化している人や、疲れると膀胱炎の症状が出やすい人に向きます。

どんなときに効く？　消化器系の不調にも効力を発揮しますので、ティーは食後がおすすめです。

更年期から老齢期にかけての関節炎には、セント・ジョーンズワートとのブレンドが薬効面からも効果的です。

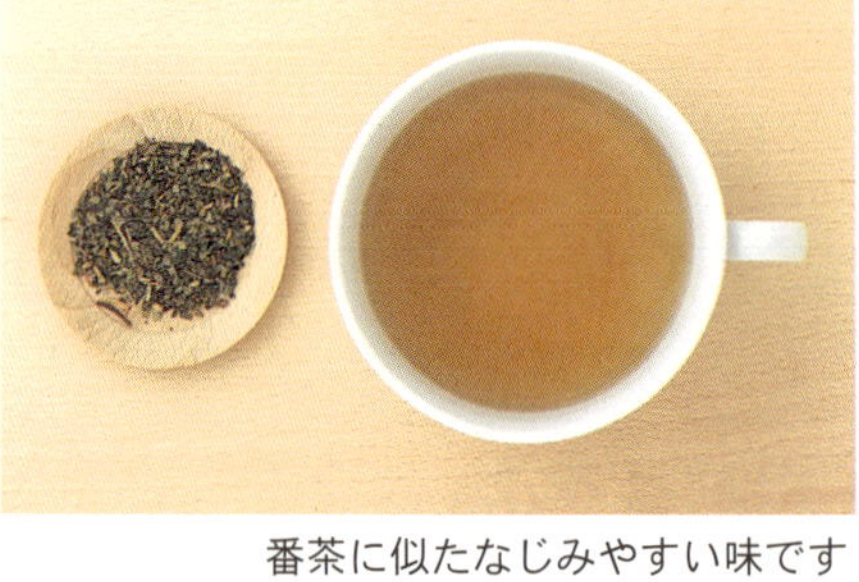

番茶に似たなじみやすい味です

【プロフィール】●種別：バラ科の多年草　●学名：Fragaria vesca　●和名：エゾヘビイチゴ　●有効成分：タンニン、粘質物、サリチル酸、ミネラル、ビタミンB群・Cなど　●利用できる部位：葉・実

＜作用・適応＞
●利尿・収れん・傷の治癒を早める・緩下・食欲増進・消炎
●下痢・胃炎など消化器系の不調・リウマチ・痛風・膀胱炎・貧血

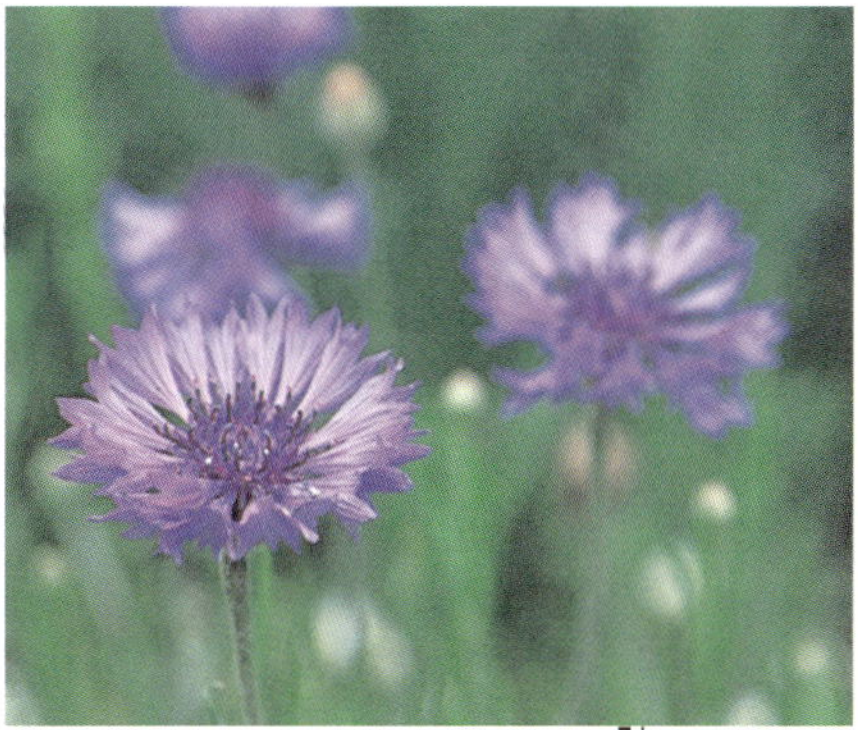

疲れた目・肌・からだに効き
穏やかな強壮作用がちょうどいい

コーンフラワー

どんなハーブ? ヨーロッパ南部原産の植物で、コーン畑の雑草だったのが名前の由来。とくにエジプトで古くから親しまれ、ツタンカーメンの墳墓からエンドウ豆と、この花が発見されました。

どのように効く? くわしい成分や働きについてはわかっていませんが、穏やかな強壮効果があります。

また、消炎作用もあり、冷ましたティーで目を洗えば、疲れて充血した目をクールにし、眼病を予防します。うがい剤やスキンウォーターとしても利用できます。

どんな人に効く? そこはかとない疲れをいつもひきずっているように感じる人、コンタクトレンズを使っている人、OA機器などの使用で、日常的に目を酷使する人などに向きます。

どんなときに効く? 目が疲れたときや充血したときは、冷めたティーを小さなグラスに入れ、目にあてがって上を向き、2~3回まばたきをして目を洗います(コンタクトレンズははずしてください)。

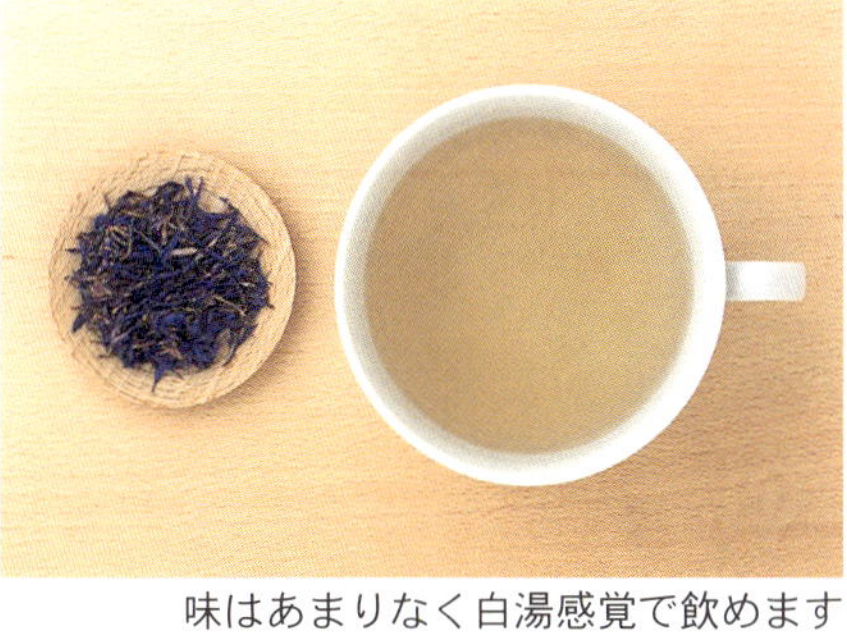

味はあまりなく白湯感覚で飲めます

【プロフィール】●種別：キク科の一年草　●学名：Centaurea cyanus　●和名：ヤグルマソウ　●有効成分：ビタミン群など　●利用できる部位：花

<作用・適応>
●強壮・消化促進・利尿・抗炎症
●結膜炎・疲れ目・全身倦怠感・肩こり

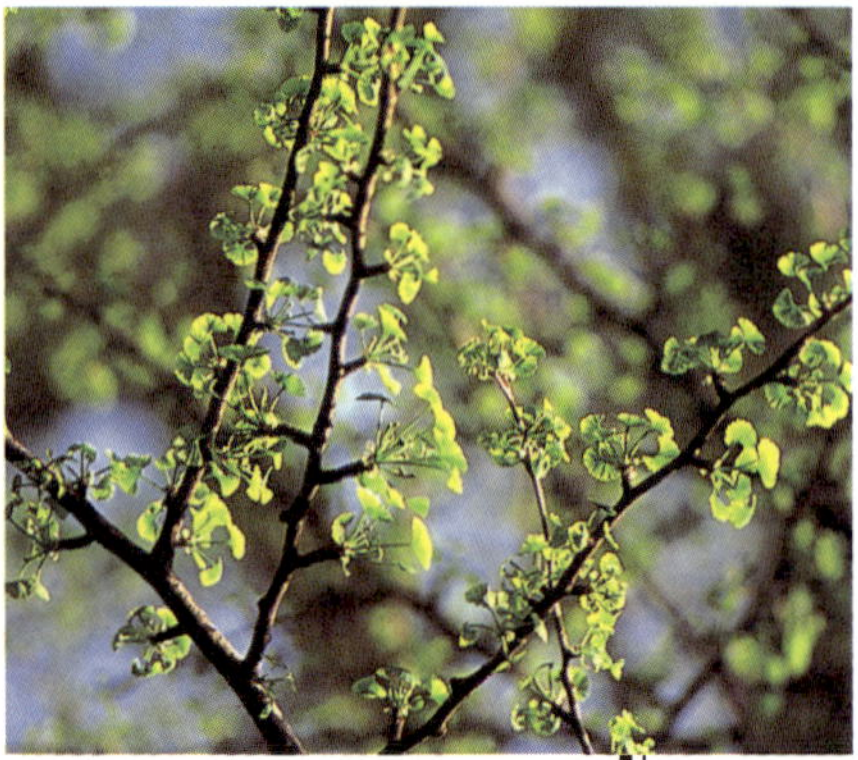

急な気温の変化に面食らったとき
血管の老化・痴呆症の予防に

イチョウ葉

どんなハーブ？　街路樹でおなじみのイチョウの葉は20種以上のフラボノイドを含んでおり、ドイツでは痴呆症を予防し、血液循環を改善する医薬品として認可を受けたばかりの新参ハーブです。日本でもイチョウ葉入りの焼酎などが人気です。

どのように効く？　フラボノイドにはいろいろな種類があり、植物に広く含まれ、紫外線から内部の組織を保護するといわれます。人間にとっては利尿、血液循環促進、毛細血管を保護し丈夫にするなどの作用があります。

どんな人に効く？　秋口に堪《た》えがたい肩こりや腰痛が起こりやすい人、あるいは疲労による記憶力・集中力の低下、心臓病・高血圧・糖尿病などの生活習慣病が気になる人に向きます。

どんなときに効く？　中秋の急激に温度が下がるころ、冷えが原因で体調をくずしかけたときに有益です。イチョウ葉のティーは強い苦み。イチョウ葉入り焼酎やサプリメントでの補給がおすすめです。

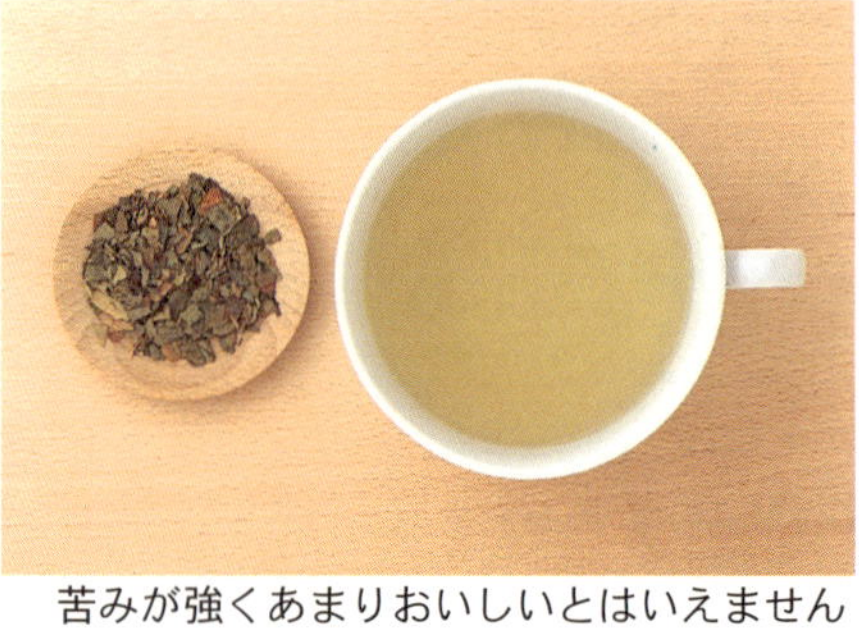

苦みが強くあまりおいしいとはいえません

【プロフィール】●種別：イチョウ科
●学名：Ginco　●有効成分：フラボノイドなど
●利用できる部位：葉

＜作用・適応＞
●血流循環改善・体内活性化・毛細血管の保護・活性酸素抑制
●血色不良・冷え性・血液循環の滞りによる肩こり、腰痛

第6章

症状別
ハーブ・セルフ・ケア料理 レシピ集

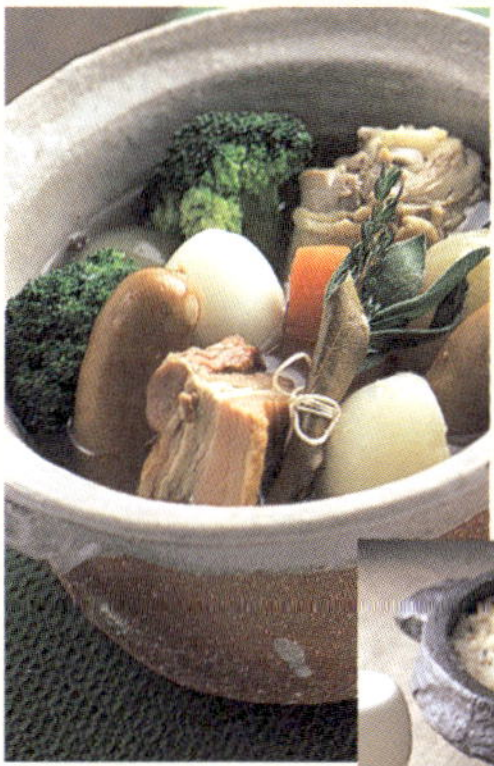

惣菜

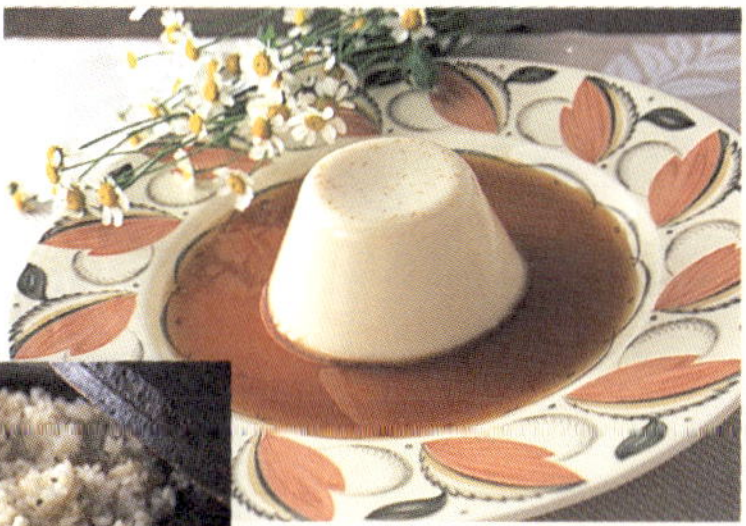

デザート

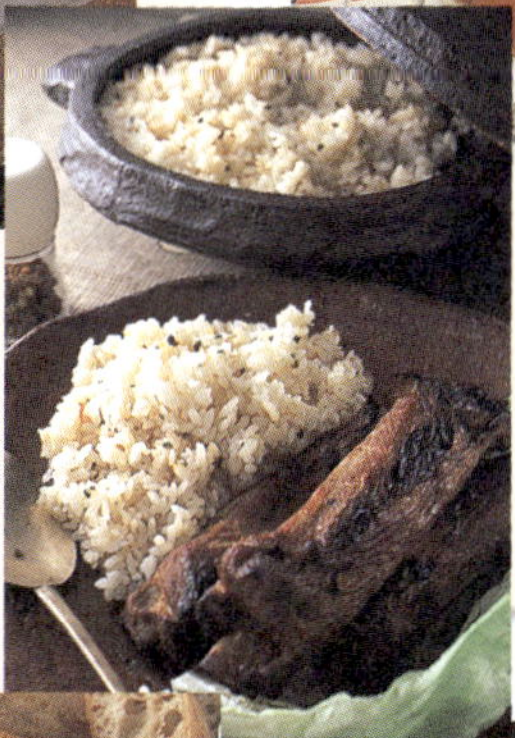

主食

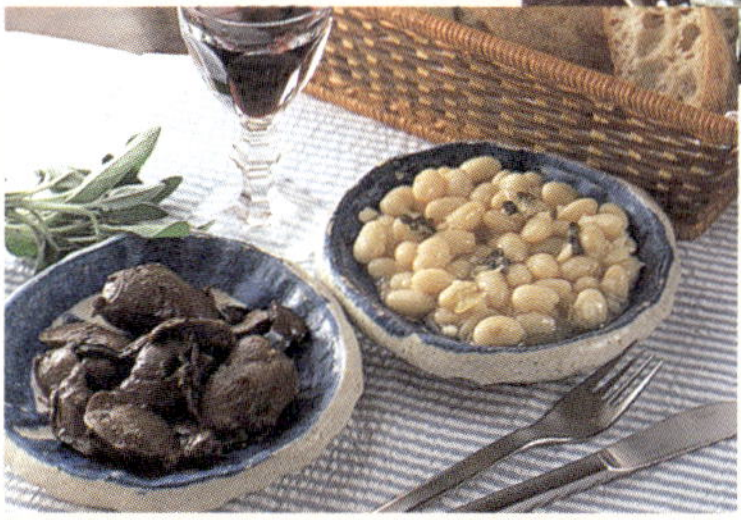

おつまみ

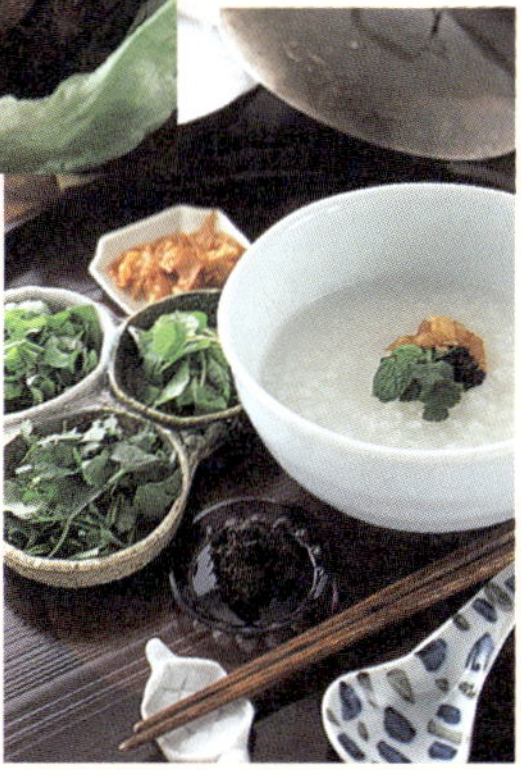

心の迷いを解き集中力を高めたいときに

バジルのかき揚げ

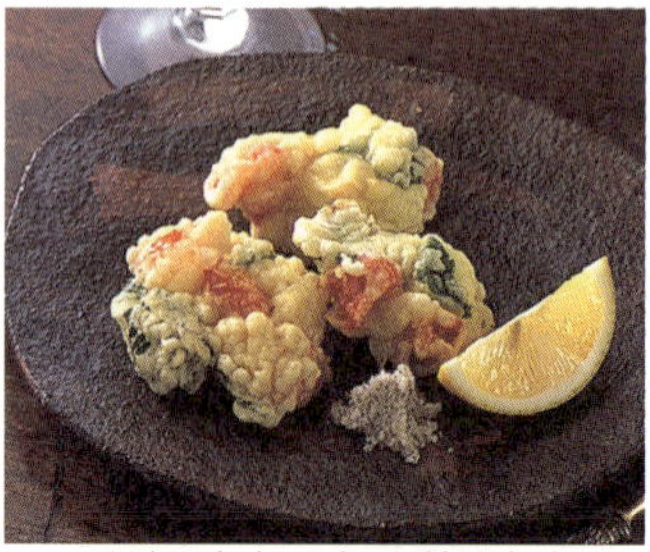

バジルとトマトは彩りもよく
見た目にも食欲をそそります

材料（4人分）

イカ……80グラム
モッツァレラチーズ……50グラム
プチトマト……6個
卵……1個
バジルの葉……10枚
薄力粉……1カップ弱
水……60cc
白ワイン……大さじ1
揚げ油……適量
レモン……1/2個
塩、コショウ……適量

バジルは精神をクリアにしてくれるハーブ。

イカはタウリンを多く含み、疲れを和らげます。

体調はほぼ良好で、明日も仕事や勉強をバリバリやるぞ！というときにおすすめのメニューです。

つくり方

1 イカとモッツァレラチーズはサイコロ状に切り、トマトはヘタをとって4つに切る。バジルの葉は食べやすい大きさに手でちぎる。

2 ボウルに卵を溶き、薄力粉、水、白ワインを加え、ダマにならないように混ぜ合わせる。

3 **2**の中に**1**の材料を入れ、大きめのスプーンでさっくりと混ぜ合わせる。

4 170度に熱した油に、**3**をスプーンですくって落とす。

5 ほどよい揚げ色がついたら、油をきって器にのせる。塩とコショウを合わせて器に盛り、クシ形に切ったレモンを添える。

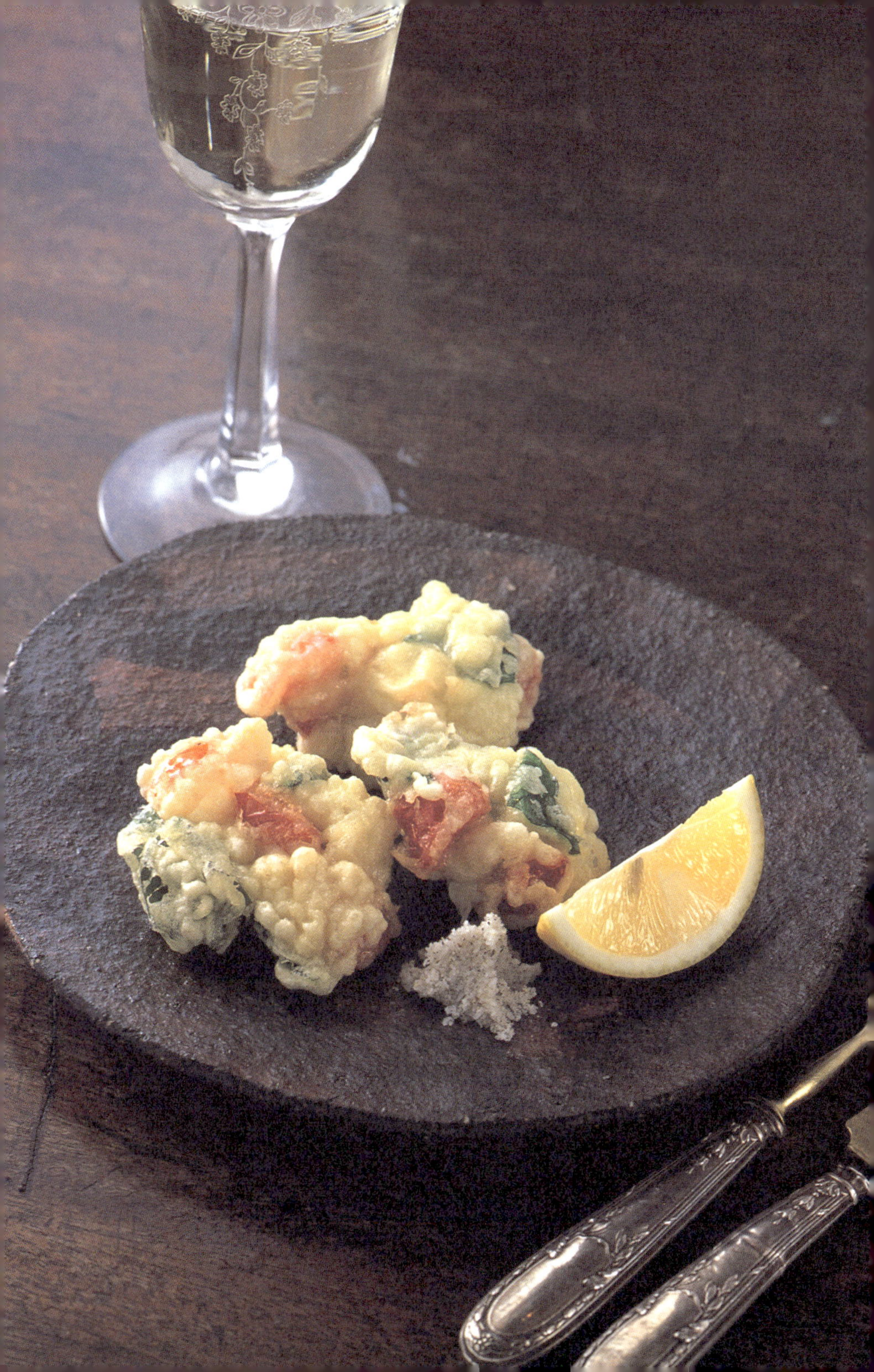

生理前・中の眠気や貧血、イライラに

レモングラスの蒸しスープ

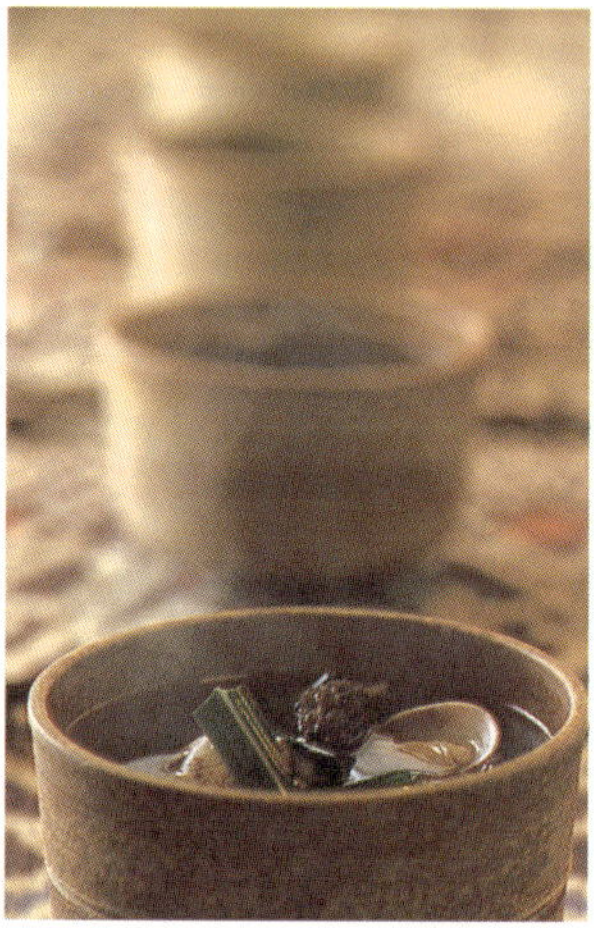

モリーユ茸を使えば
さらに豊かな香りです

レモングラスは気分を爽快にしてくれるリフレッシュのハーブ。
アサリは鉄分などミネラルを多く含みます。
生理にまつわる不快症状や、ガスがたまっておなかがはるときに。
低カロリーなのでダイエット中の人にもおすすめです。

材料（4人分）

アサリ……1パック
好みのキノコ……適量
レモングラス……長さ3センチを16本程度
酒……少々
しょうゆ……好みで適量
水……適量

つくり方

1 アサリは洗ってザルにあげる。キノコは食べやすい大きさに切る。

2 茶わん蒸し用の器（耐熱）4つに、4等分した**1**を入れ、レモングラスを各4本ずつのせる。それぞれの器に水を八分目まで注ぎ、酒を加える。

3 湯気の立った蒸し器に**2**を置き、約10分蒸す。

4 アサリの殻が開いたら火を止め、好みでしょうゆをたらす。

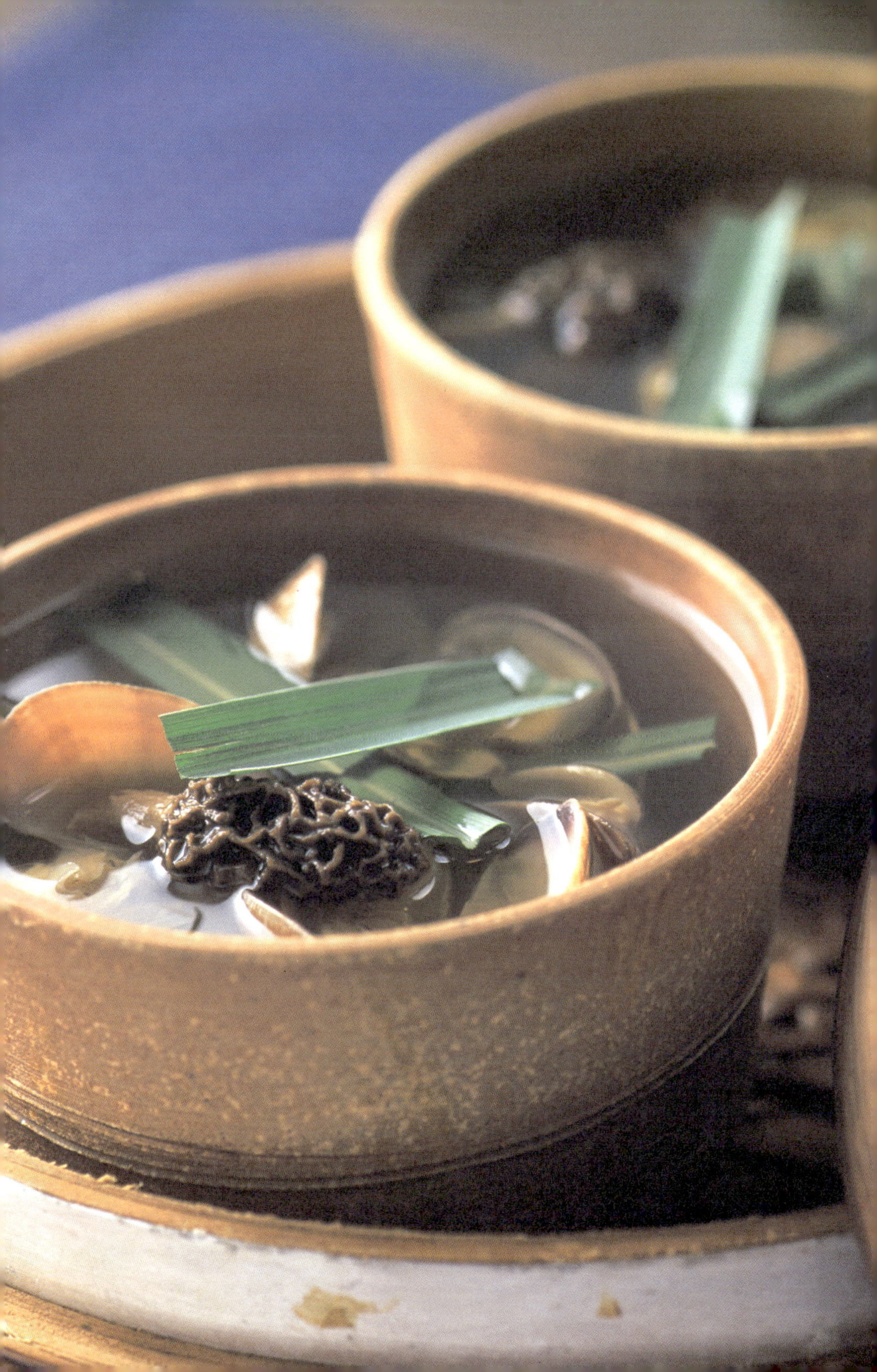

咳の出る風邪、夏バテなどによる食欲不振に

コリアンダーとムール貝の酒蒸し

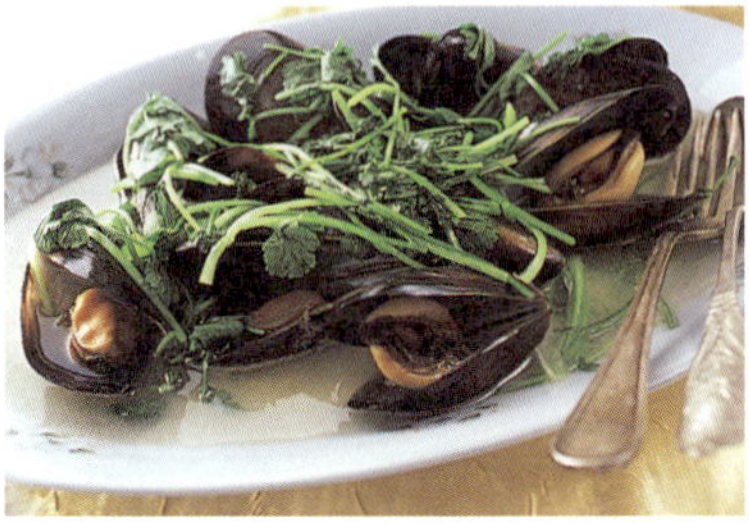

葉野菜が無理なく
たくさん食べられる献立です

材料（4人分）

ムール貝……16～20個
コリアンダー（葉）……2束
酒……$\frac{1}{2}$カップ
唐辛子……1本
塩、油……各少々
ショウガ……$\frac{1}{2}$かけ

コリアンダーの葉は独特の香りで食欲を高め、呼吸器をすっきりさせます。唐辛子の辛み成分・カプサイシンは体を温めて発汗促進。また、ムール貝のミネラルも体調を整えます。

つくり方

1 中華鍋を熱して油を注ぎ、みじん切りにしたショウガと唐辛子を加えて香りを出す。

2 タワシで表面のゴミをとり、水洗いしたムール貝を鍋に入れて、しゃもじで静かに油をからめる。

3 **2**に酒と塩を加えてフタをして、貝の殻が開いたら、ザク切りにしたコリアンダーをのせる。

4 再びフタをして火を止め、すぐに盛りつける。

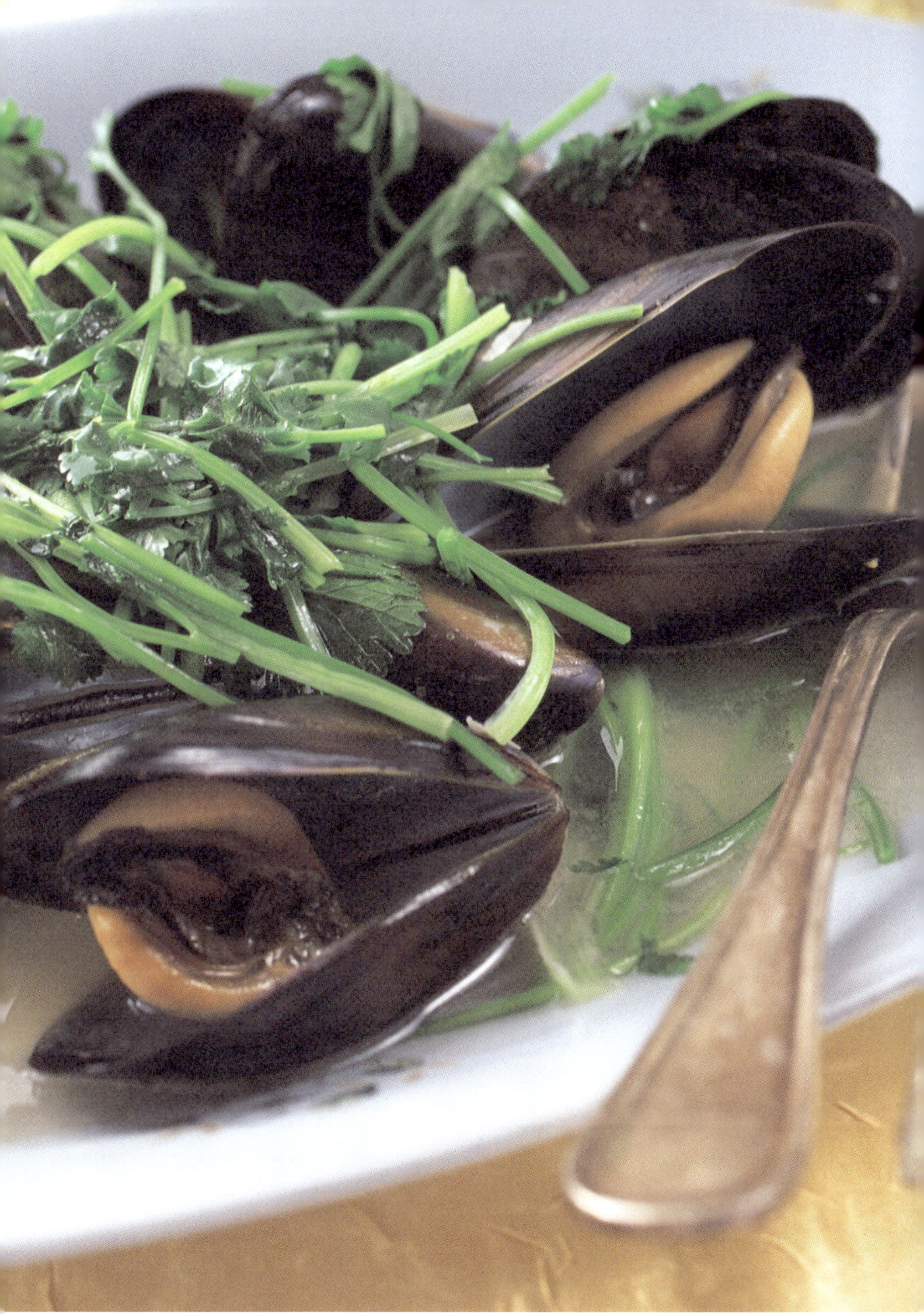

便秘を解消しながらダイエットしたいとき

フェンネル入りチャパティ

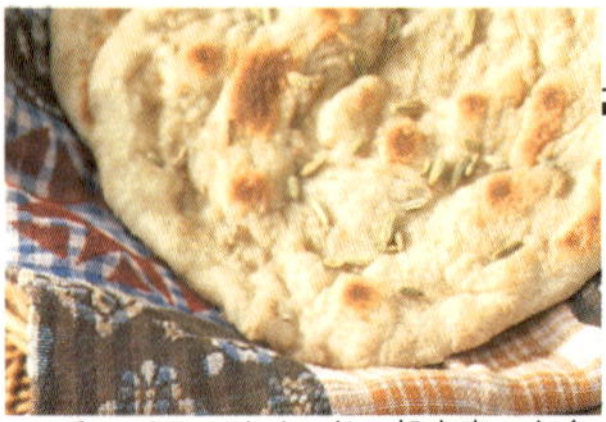

チャパティはインド一般家庭の主食
食物繊維が豊富です

材料（8～12枚分）

強力粉……300グラム
全粒粉……50グラム
ぬるま湯……190cc
砂糖……大さじ1
インスタントドライイースト……小さじ1
フェンネル……大さじ$\frac{1}{2}$
塩……7グラム

つくり方

1 強力粉と全粒粉はそれぞれふるう。
2 材料すべてを大きめのボウルに入れ、こねる。
3 しっかりこねたらひとまとめにし、ぬれぶきんをかぶせて常温で発酵させる（1～2時間）。
4 **3**を8～12等分して丸め、めん棒で平たくのばす。
5 フライパンを熱し、フタをして両面を焼く。

「今夜はお酒の席がある」という日の朝に

大根のサブジ

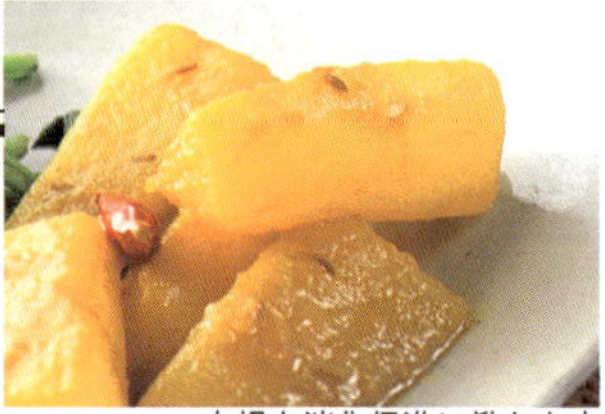

大根も消化促進に働きます

材料（4人分）

大根……$\frac{1}{2}$本
スパイス
・クミン粉……小さじ$\frac{1}{2}$
・コリアンダー粉……小さじ$\frac{1}{2}$
・ターメリック粉……大さじ$\frac{1}{2}$
・唐辛子……1本（種を除く）
洋風だし……1カップ
バター……10グラム
塩……少々

つくり方

1 大根は角切りにする。
2 フライパンにバターをのせて熱し、大根を炒める。
3 大根に油がまわったら、スパイス4種を加え、炒める。
4 **3**に洋風だしを注ぎ、塩で味を調える。
5 煮汁がほとんどなくなるまで煮つめる。

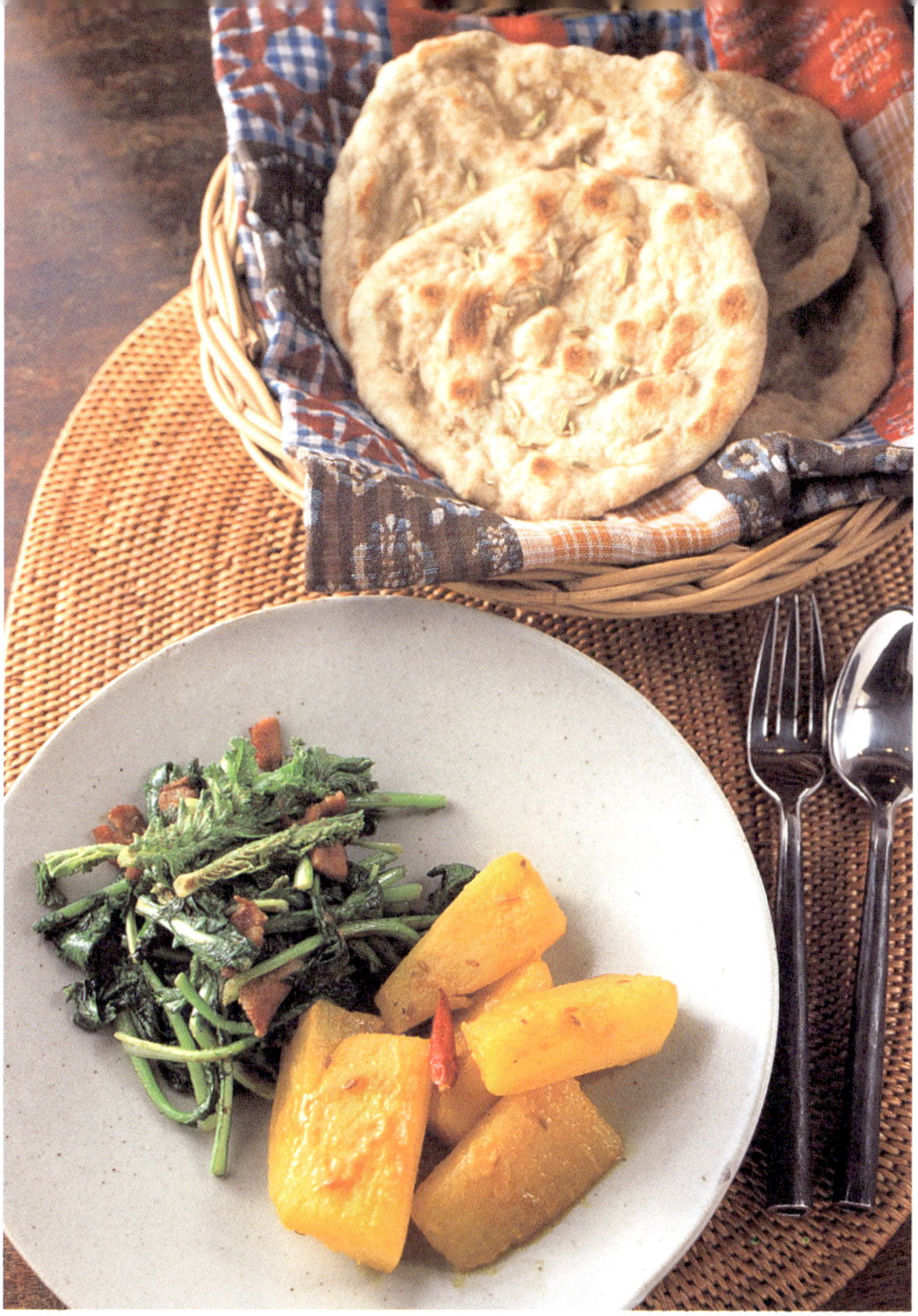

「全体食」で野菜を丸ごと摂り入れる

大根葉のクミン・コリアンダー炒め

材料（4人分）

大根葉……大根1本分
ベーコン……50グラム
スパイス
・クミン粉……小さじ1
・コリアンダー粉……小さじ1
塩……少々

つくり方

1 大根葉は長さ5センチに切り、スパイス2種をまぶして軽くもむ。

2 フライパンを熱し、刻んだベーコンを入れて炒める。

3 **2**に**1**を入れてサッと炒め、塩で味を調える。

更年期やストレスによる肩こり、イライラに

豚みそ漬けのローズマリー風味

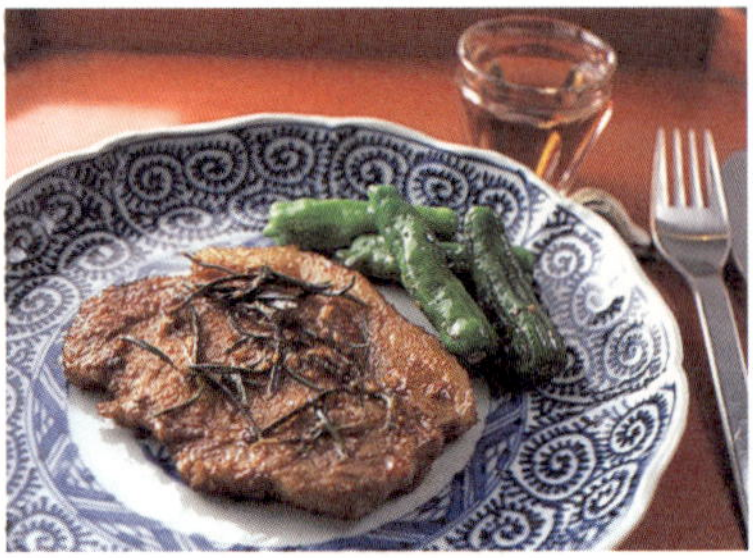

材料（4人分）

豚肉のみそ漬け（市販）……4枚
ししとう……16本
ローズマリー（生）……2枝分
油……少々

ローズマリーは活気を引き出し、老化を防ぐハーブです。

豚肉は「疲労回復のビタミン」といわれるビタミンB_1を多く含みます。

みその原料である大豆は、女性ホルモンに似た成分（大豆イソフラボン）を含み、更年期特有の症状を緩和したり、乳がんの予防効果があるともいわれています。

ダイエット中の人も、時にはしっかり食べてエネルギーを補給しましょう。

つくり方

1 ローズマリーは、枝から葉をはずしておく。
2 市販のみそ漬け肉にローズマリーをまぶす。（みそ漬け肉を家庭で手作りする場合は、豚ロースに甘めのみそをまんべんなくまぶし、冷蔵庫で1晩以上漬けておく）
3 フライパンに油を熱し、ししとうを炒め、しんなりしたら器に盛りつける。
4 同じフライパンに油を足し、豚肉を焼く。

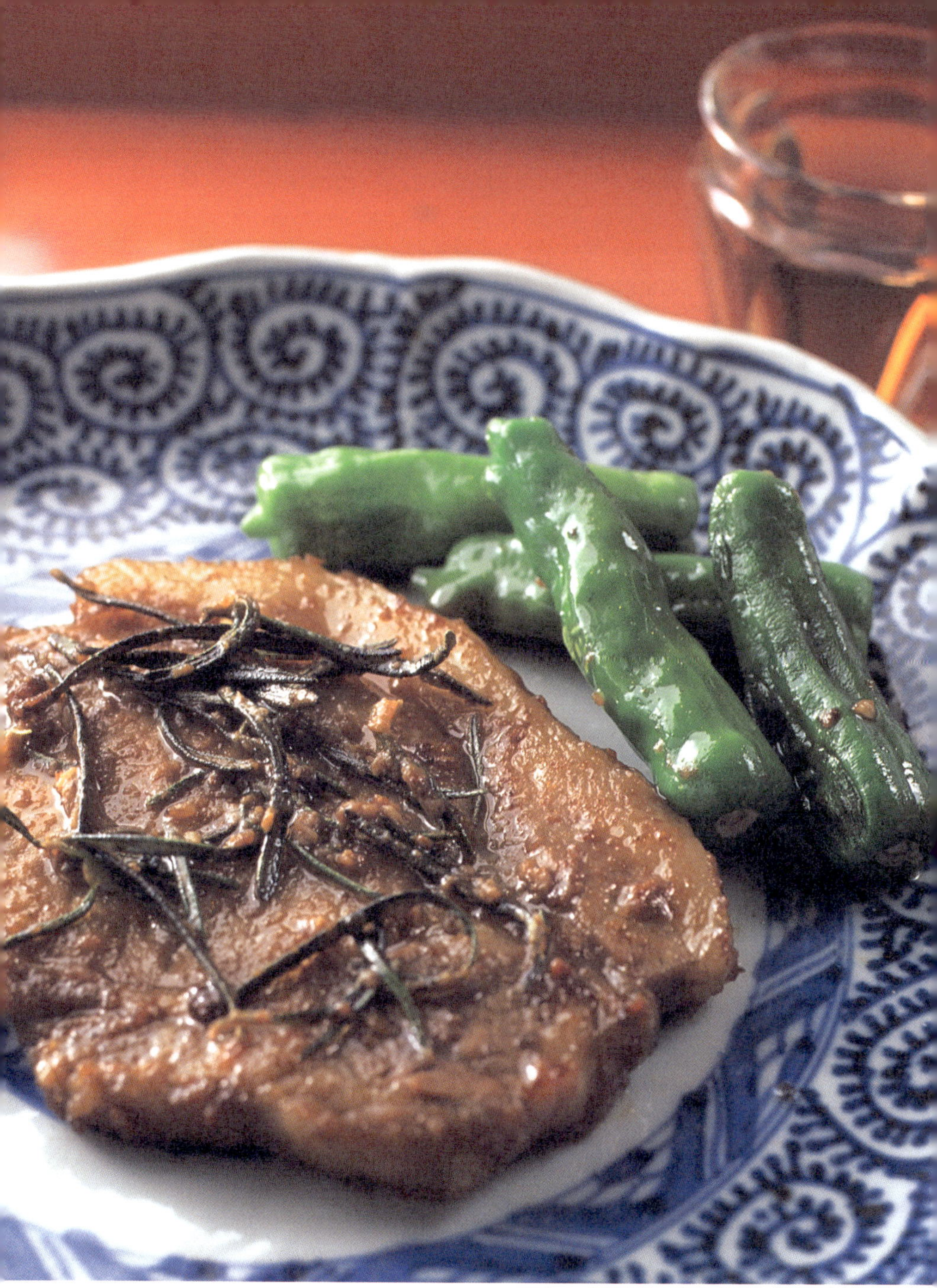

ローズマリーとみそは相性抜群。食前にはローズマリー酒を

のどが痛む風邪、インフルエンザ予防、低血圧に

フレッシュタイムのオムレツ

材料（2人分）

卵……4個
牛乳……大さじ2
フレッシュタイムの葉……約1茎分
塩、コショウ……各少々
バター……20グラム

つくり方

1 卵をボウルに割り入れ、はしで切るように溶く。
2 タイムの葉を茎からはずして**1**に入れ、牛乳、塩、コショウをそれぞれ加えて混ぜる。
3 フライパンにバターを熱し、**2**を一気に流し入れる。
4 はしでゆっくり混ぜながら、半熟になったところで形を整える。

タイムは殺菌力や防腐効果に優れ、強壮効果のあるハーブ。卵は消化のいい滋養食材の代表格です。これらを組み合わせることで、抵抗力を引き上げ、風邪を予防します。

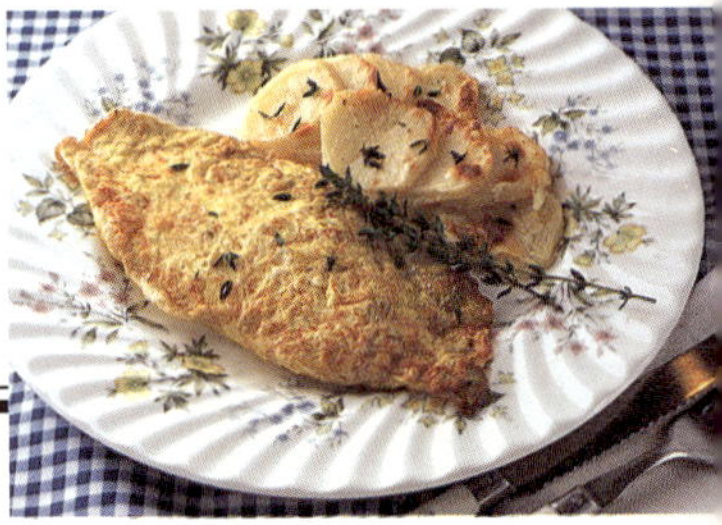

寝不足などで疲れを残してしまった朝に

フレッシュタイムのグラタンポテト

材料（2人分）

じゃがいも……中2個
牛乳……100cc
生クリーム……50cc
フレッシュタイムの葉……約1茎分
塩、コショウ……各少々
バター……適宜

つくり方

1 じゃがいもは厚さ5ミリにスライスし、バターを塗ったグラタン皿に並べ、塩とコショウをふる。
2 **1**にタイムの葉をふりかけ、牛乳と生クリームを注ぐ。
3 オーブンを180度に温め、**2**を入れて約10分、こんがり焼き色がつくまで焼く。

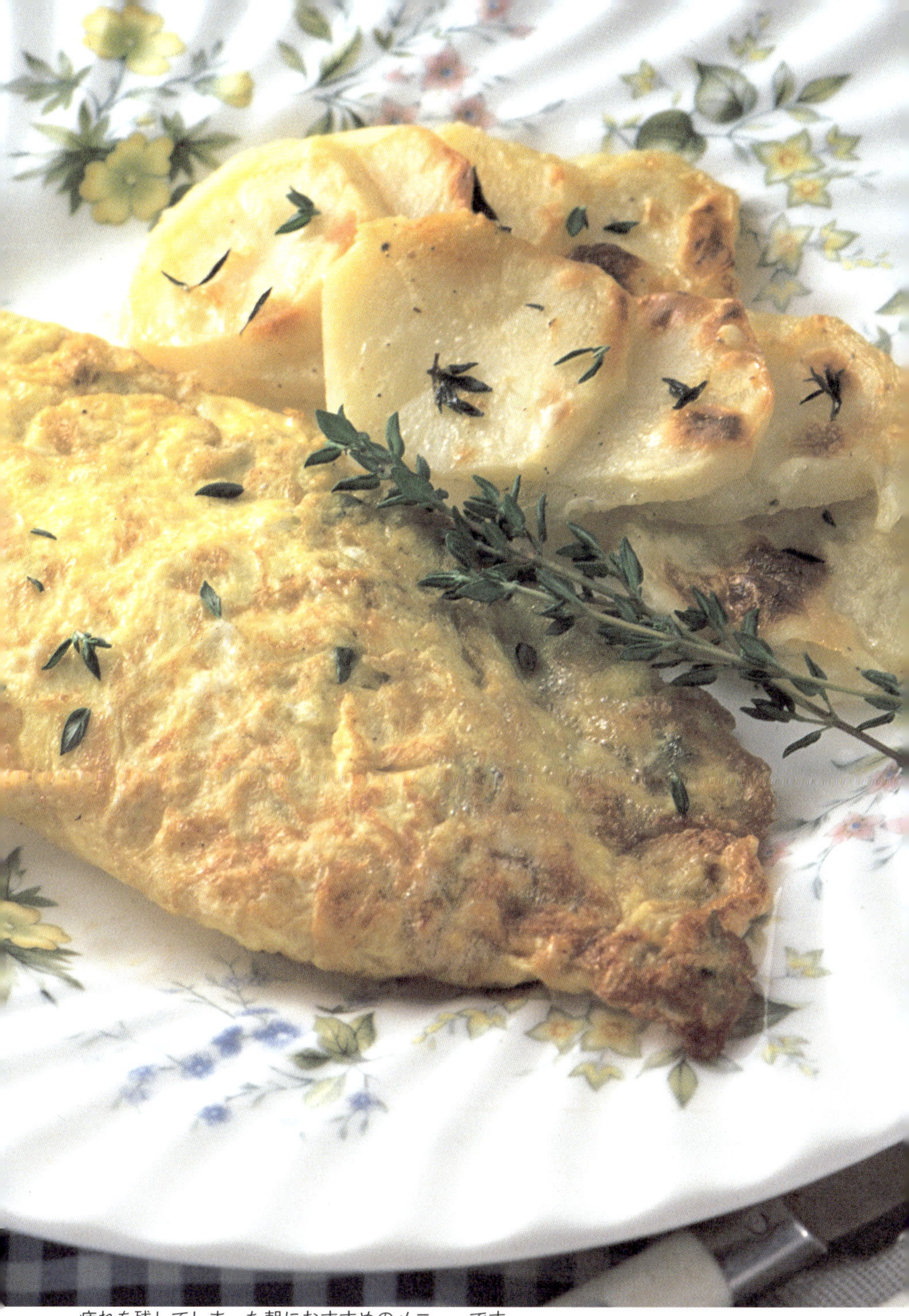

疲れを残してしまった朝におすすめのメニューです

更年期のほてり・発汗
肌荒れが気になるときに

鶏レバーのセージ煮

材料（4人分）

鶏レバー……300グラム
セージの葉（乾燥）……小さじ1
ウスターソース……80cc
赤ワイン……大さじ1と1/2

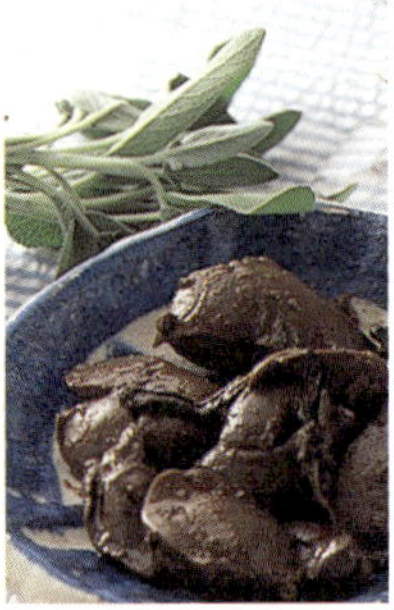

つくり方

1 鶏レバーは水洗いし、血やスジを取り除き、食べやすい大きさに切る。
2 鍋に材料すべてを入れ、弱火にかける。
3 ときおりはしでかき回し、煮汁が1/3くらいになるまで煮る。

セージは女性ホルモンのエストロゲンに似た働きがあり、更年期特有の発汗やほてりを緩和します。鶏レバーは、ガン予防にもなるビタミンAと、「美容のビタミン」と呼ばれるビタミンB_2を含みます。さらに鉄、亜鉛など、体調を整える微量栄養素も豊富です。

便秘、肌のくすみを改善しながら
きれいなダイエット

白いんげんのセージ煮

材料（4人分）

白いんげん豆（乾燥）……1カップ
セージの葉（乾燥）……小さじ1
洋風だし……1カップ
豆の戻し汁……適量
塩、コショウ……各少々
オリーブオイル……大さじ2

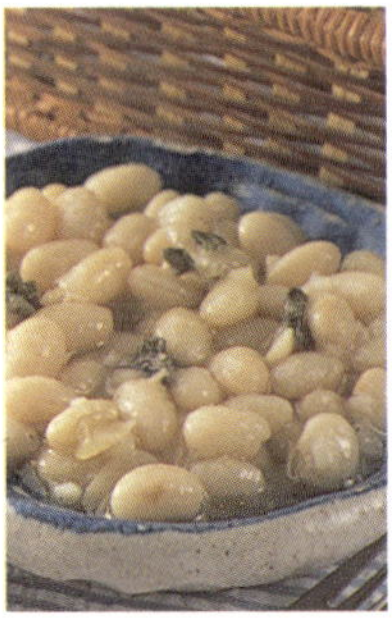

つくり方

1 いんげんはたっぷりの水に浸し1晩かけて戻す。
2 鍋に、水で戻したいんげんとセージの葉を入れ、洋風だしを注ぐ。いんげんが完全にかぶる量の戻し汁を加え、中火にかける。
3 沸騰したら火を弱めさらに煮る。
4 豆がやわらかくなったら塩、コショウで味を調え、仕上げにオリーブオイルをたらす。

豆類は食物繊維と糖質を含み低脂肪の優れたダイエット食です。セージの抗うつ効果や、筋肉のこりを予防する作用が加われば、ダイエットはもっと元気に進みます。

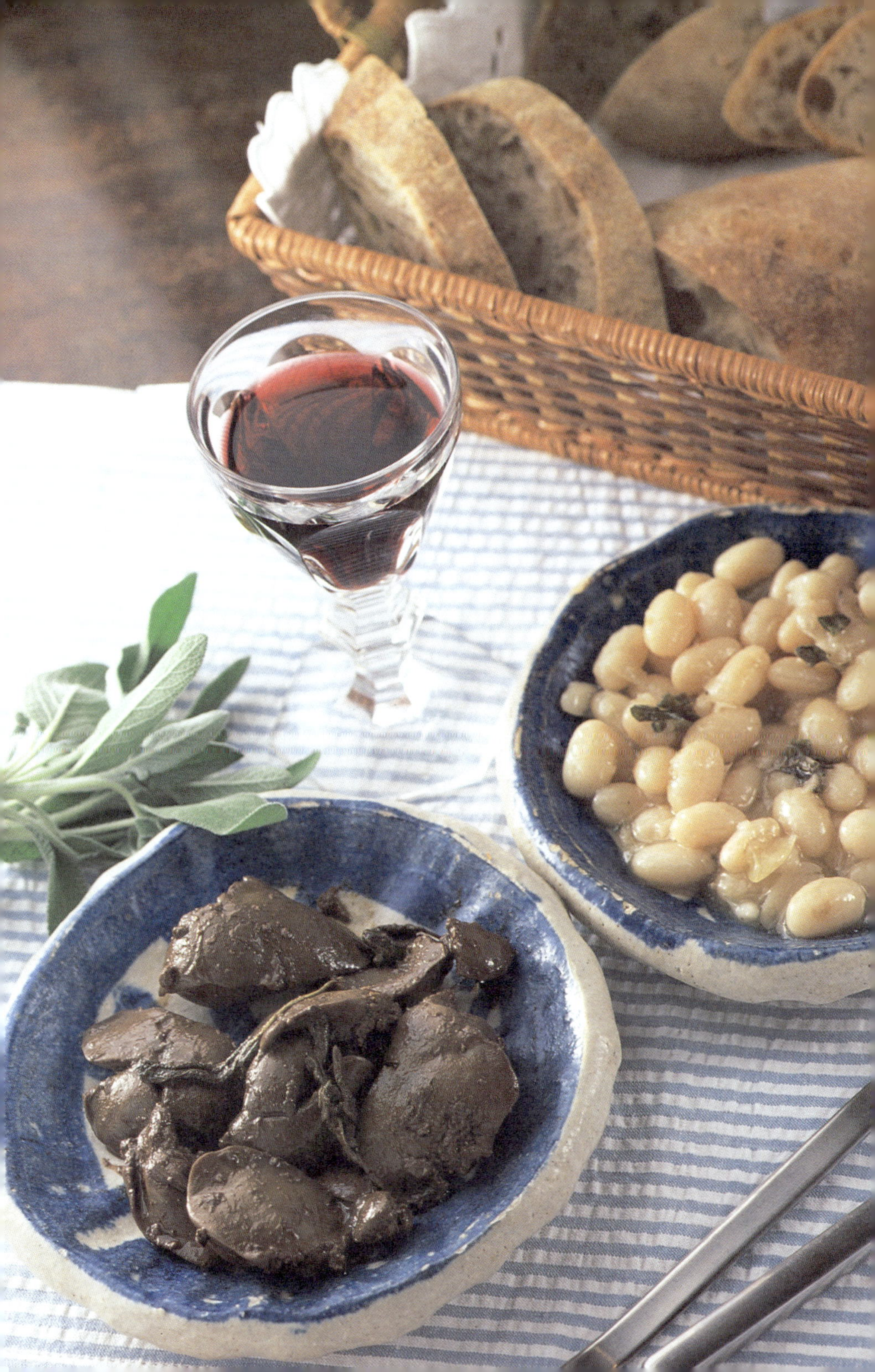

宴会が続いて疲れたときや、「風邪かな？」と感じたら

クローブ・セージ・タイムの洋風おでん

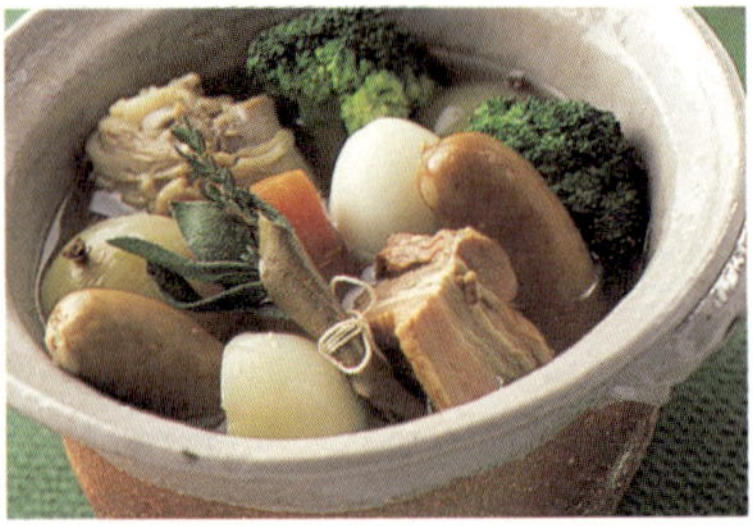

主役のクローブは
玉ねぎにさして煮込みます
少し薬っぽい味ですが
食べても大丈夫

材料（4人分）

ソーセージ……4本
鶏もも肉（骨つき）……2本
ベーコン（塊）……300グラム
玉ねぎ……小4個
じゃがいも……小4個
にんじん……中1本
かぶ……小4個
ブロッコリー……1/2房
ゆで卵……4個
クローブ……8本
ブーケガルニ
・タイム……2枝分
・セージの葉……3枚
・ローリエ……1枚
塩……適宜

つくり方

1 ブーケガルニ用のハーブは、タコ糸で束ねておく。
2 玉ねぎに串などで穴を開け、クローブをさしこむ。
3 鶏もも肉は関節の部分で2つに切っておく。
4 にんじんは4等分に。
5 ブロッコリーは茹でる。
6 大きめの深鍋に、ソーセージ、鶏もも肉、ベーコン、玉ねぎ、じゃがいも、にんじんを入れ、材料がすべてかくれるくらいの水を注ぐ。ブーケガルニも加え、弱火で煮込む。
7 じゃがいもとにんじんがやわらかくなったら、皮つきのままのかぶとゆで卵を入れ、10分ほど煮る。
8 最後に塩で味を調え、ブロッコリーを加えて盛りつける。

クローブはお酒を飲む機会が続く季節に使いたいハーブです。ハーブおでんの中身は、かぶ、にんじん、じゃがいもなど、体を温める根菜を中心に。疲れを感じる日は肉類はひかえめにしましょう。

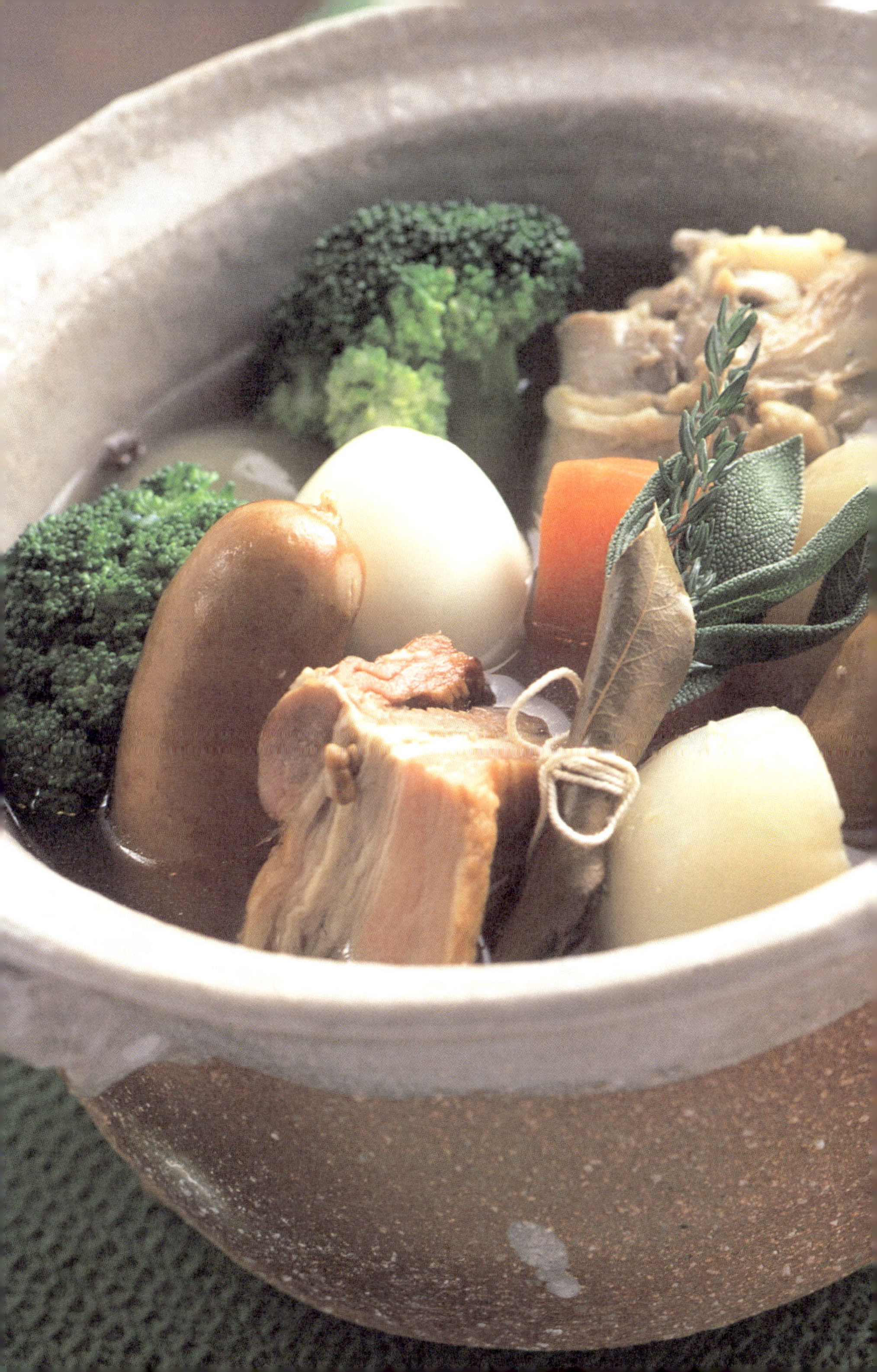

熱のある風邪、忙しいのに休みがとれないときに

青ジソと牡蠣のピリ辛チヂミ

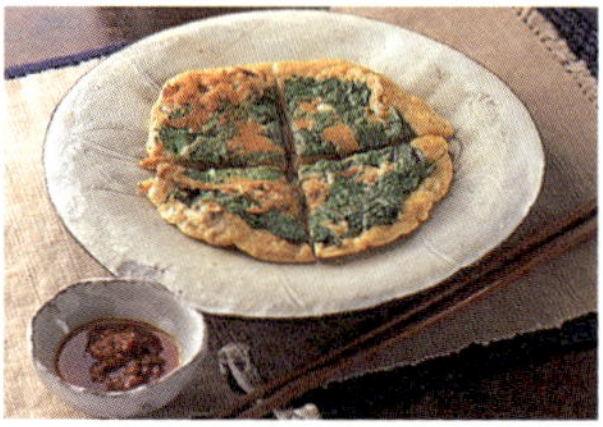

材料（4人分）

生牡蠣《かき》……100グラム
白菜キムチ……50グラム
卵……1個
青ジソ……2束
小麦粉……100グラム
しょうゆ、ゴマ油……各少々
水……1カップ
つけダレ
・豆板醤《とうばんじゃん》……大さじ1
・ゴマ油……小さじ1
・しょうゆ……小さじ1

つくり方

1 ボウルに小麦粉、卵、水を入れ、よく混ぜる。好みでしょうゆを加える。
2 水洗いした牡蠣と、食べやすい大きさに切った青ジソ、刻んだ白菜キムチを**1**に加え、さらに混ぜる。
3 フライパンにゴマ油を熱し、**2**を流し入れて丸型に広げ、両面をこんがり焼く。1人前（1枚）は玉じゃくし1杯が目安。
4 つけダレの材料を混ぜ合わせ、小皿に移す。

シソは発汗をうながしリフレッシュへみちびくハーブです。牡蠣に多く含まれるビタミンB_1は「精神のビタミン」とも呼ばれ、神経系に働いていい状態に向けてくれます。しかも多量のミネラルを含み低カロリー。安心して旬にはたくさん食べましょう。キムチや豆板醤の唐辛子パワーはカプサイシンの働きによるもので、からだを温め新陳代謝をうながします。

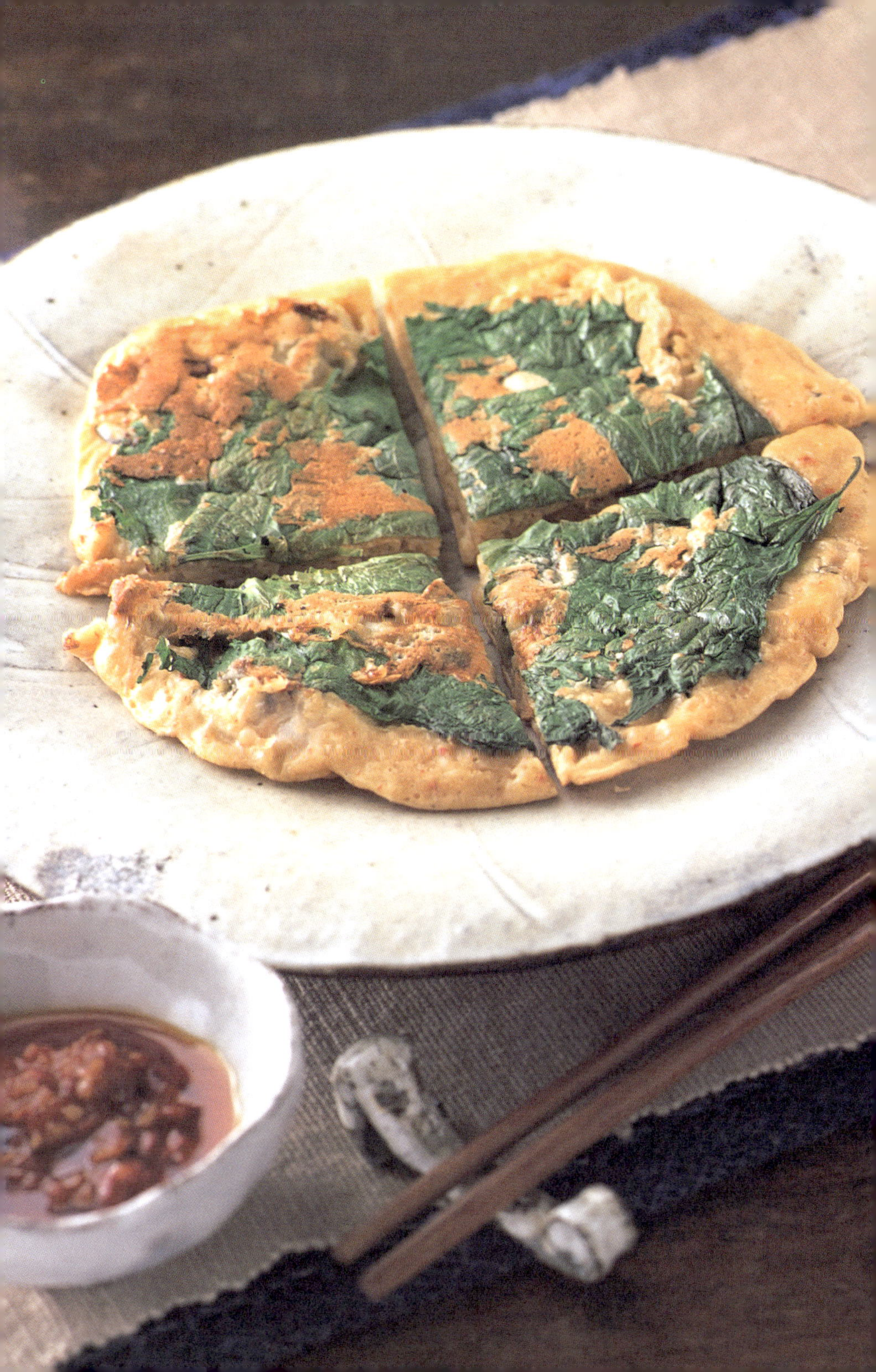

胃腸の調子が気になるものの、しっかり食べたいときに

サンショウ風味のスペアリブ

材料（4人分）

スペアリブ……8本
粒サンショウ……適宜
もみダレ
・粒サンショウ
……小さじ1
・トマトケチャップ
……大さじ1
・しょうゆ……1/4カップ
・酒……1/4カップ
・みりん……大さじ2

つくり方

1 粒サンショウはコショウひき器などでひいておく。
2 スペアリブは、合わせたもみダレにつけ、よくもみこんで1時間ほどおく。
3 オーブンを170度に温め、**2**を入れて焼く。仕上げに再度、ひいた粒サンショウをふる。

サンショウは脳を経由して胃腸に働くハーブ。豚のスペアリブは水溶性のビタミンB_1が多く、脳やからだのエネルギー源となる糖の代謝を高めます。働き盛りの人や、スポーツをする人に適した食材です。お肉をモリモリ食べたいけれど、胃の調子が……、というときの応援メニューです。

おなかの膨満感が気になるときに

ペッパーごはん

材料（4人分）

米……3カップ
黒コショウ（粒）……大さじ1
酒……大さじ1
塩……小さじ1
水……3カップ強

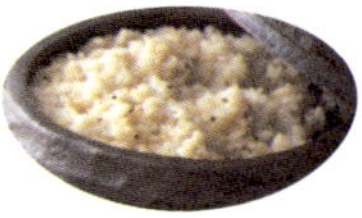

つくり方

1 米は、炊く1時間前にとぎ、ザルにあげておく。
2 黒コショウは粗くひくか、すりこぎでたたいて砕く。
3 釜に米と水、酒、塩を入れて混ぜ、**2**を加えて炊く。

黒コショウ（ブラックペッパー）は利尿作用、消化促進などの効能があり、おなかのはりを和らげます。お米といっしょに炊きこむと、肉料理のボリュームに負けない主食に早変わり！

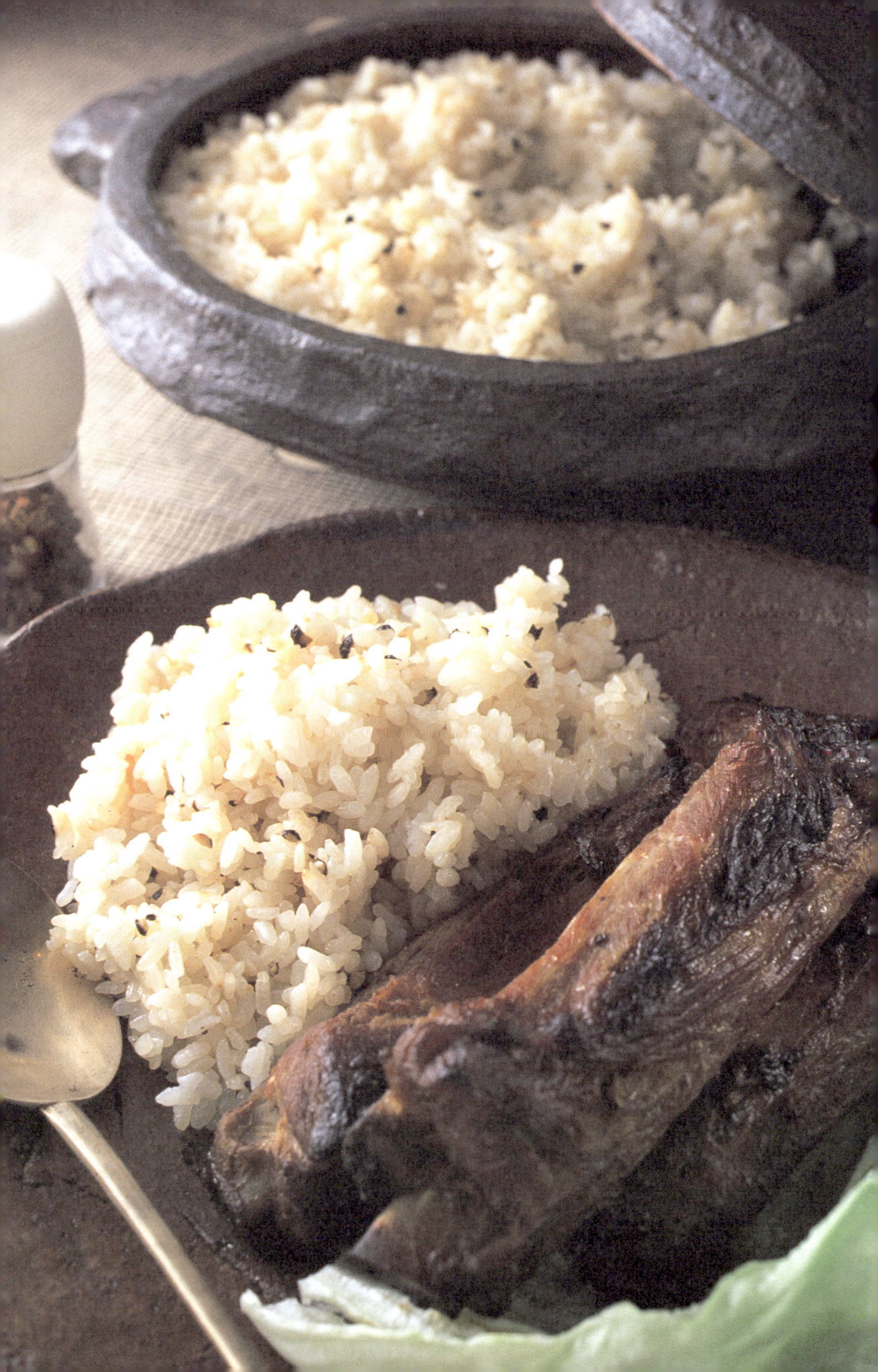

手足の冷え、つわり、腸内ガスが不快なときに

ショウガのごはん

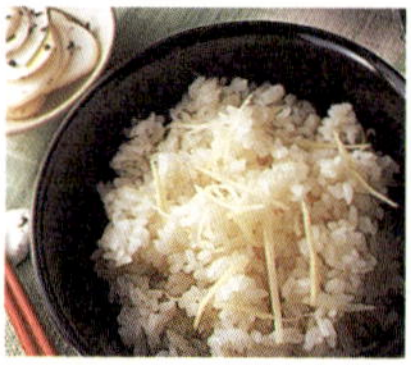

材料（4人分）

米……3カップ
昆布とかつおのだし汁……3カップ強
ショウガ……2かけ
酒……大さじ1
塩……小さじ1
しょうゆ……少々
きざみのり……適量

つくり方

1 米は、炊く1時間前にとぎ、ザルにあげておく。

2 ショウガは細い千切りにし、サッと水洗いして水気をきっておく。

3 釜に米、だし汁、酒、塩、しょうゆを入れて混ぜ、**2**を加えて炊く。炊きあがったら、好みできざみのりをのせる。

ショウガは血のめぐりをよくし、腸を整えるハーブ。

手足の冷え、便秘が気になっている人におすすめです。

がんやアレルギーに、日ごろから少しずつ

ゆかりとかぶの即席漬け

材料（4人分）

かぶ（大根でも可）……5個
ゆかり……大さじ1
昆布……5センチ角1枚
塩……小さじ1
酢……大さじ1

つくり方

1 かぶは3ミリにスライスし、塩をまぶしてしばらくおく。

2 昆布はハサミで千切りにしておく。

3 **1**の水気をきり、**2**とゆかり、酢を加え、もむように混ぜる。2～3時間すると食べごろになる。

赤ジソは抗酸化作用が強くがん予防につながり、花粉症やアトピー性皮膚炎にも効果的。

ゆかりを使えば季節を問わず赤ジソが摂れて便利です。

かぶは消化を助ける酵素を含み、酢はからだを温めます。

日常食のはし休めに取り入れたい健康漬け物です。

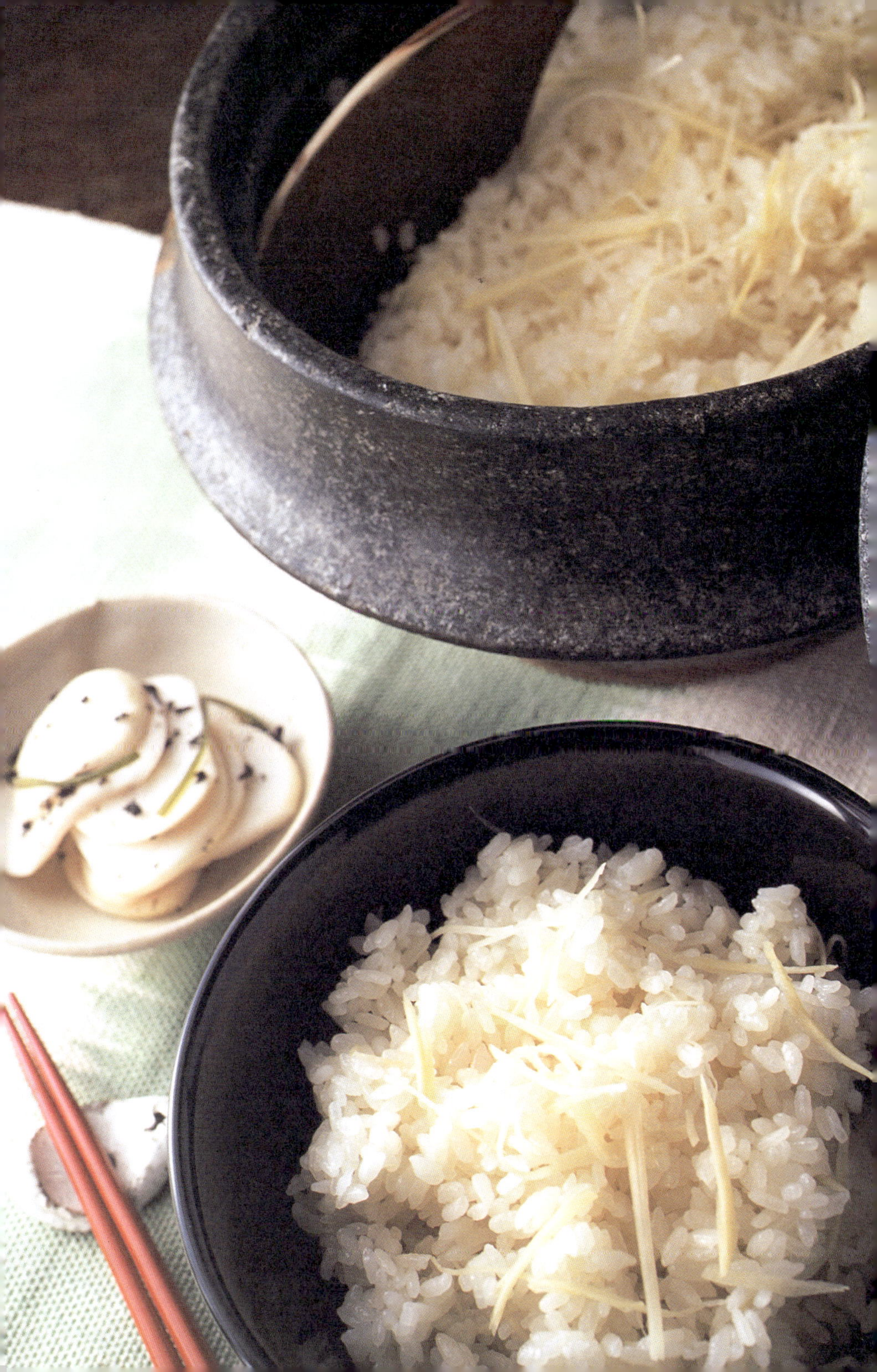

肩こり、肌荒れ、静脈瘤《りゅう》が気になる人に

サフラワーごはん

材料（4人分）

米……3カップ
鶏ひき肉……100グラム
サフラワー……大さじ2
みかんのしぼり汁……1カップ
白ワイン……大さじ1
にんじん……1/2本
塩……小さじ1
水……2カップ強

つくり方

1 米は、炊く1時間前にとぎ、ザルにあげておく。
2 にんじんは細かいみじん切りにする。
3 釜に米、みかんのしぼり汁、白ワイン、塩、水を入れて混ぜる。さらに、**2**と、ほぐした鶏ひき肉、サフラワーを入れて炊く。

サフラワーは血のめぐりをよくし、炎症を鎮めるハーブ。また、女性の生理にまつわる悩み（生理痛や月経前緊張症）や肌あれ、肩こり、更年期のイライラ、静脈瘤や痔の改善にも効果的。具をアレンジしていろいろに楽しめるおいしい主食メニューです

ハーブ料理の脇をかざる洋風漬け物

ハーブ・ピクルス

材料

きゅうり……5本
ディルの葉……適宜
塩……少々
つけ汁
・酢……カップ1と1/2
・水……カップ1/2
・砂糖……小さじ3
・塩……少々
・粒コショウ……3〜4粒
・唐辛子……1本

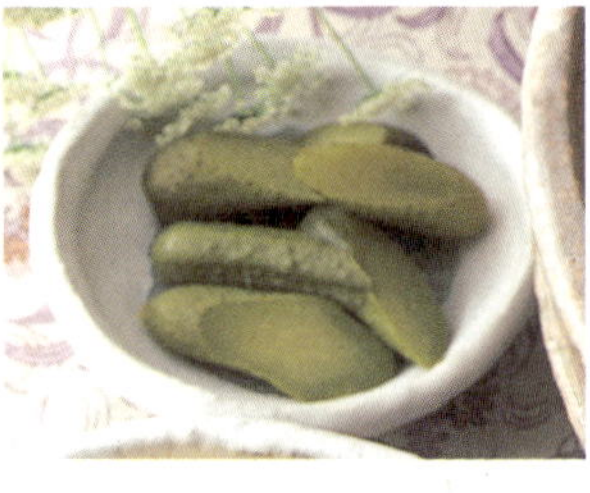

つくり方

1 きゅうりは水洗いし、塩をまぶしておく。
2 鍋につけ汁とディル、きゅうりを入れ、ひと煮立ちさせてから冷ます。
3 密閉できる保存用のビン（熱湯消毒して乾かしておく）に**2**を入れ、完全に冷めてからフタをする。2〜5日目が食べごろです。

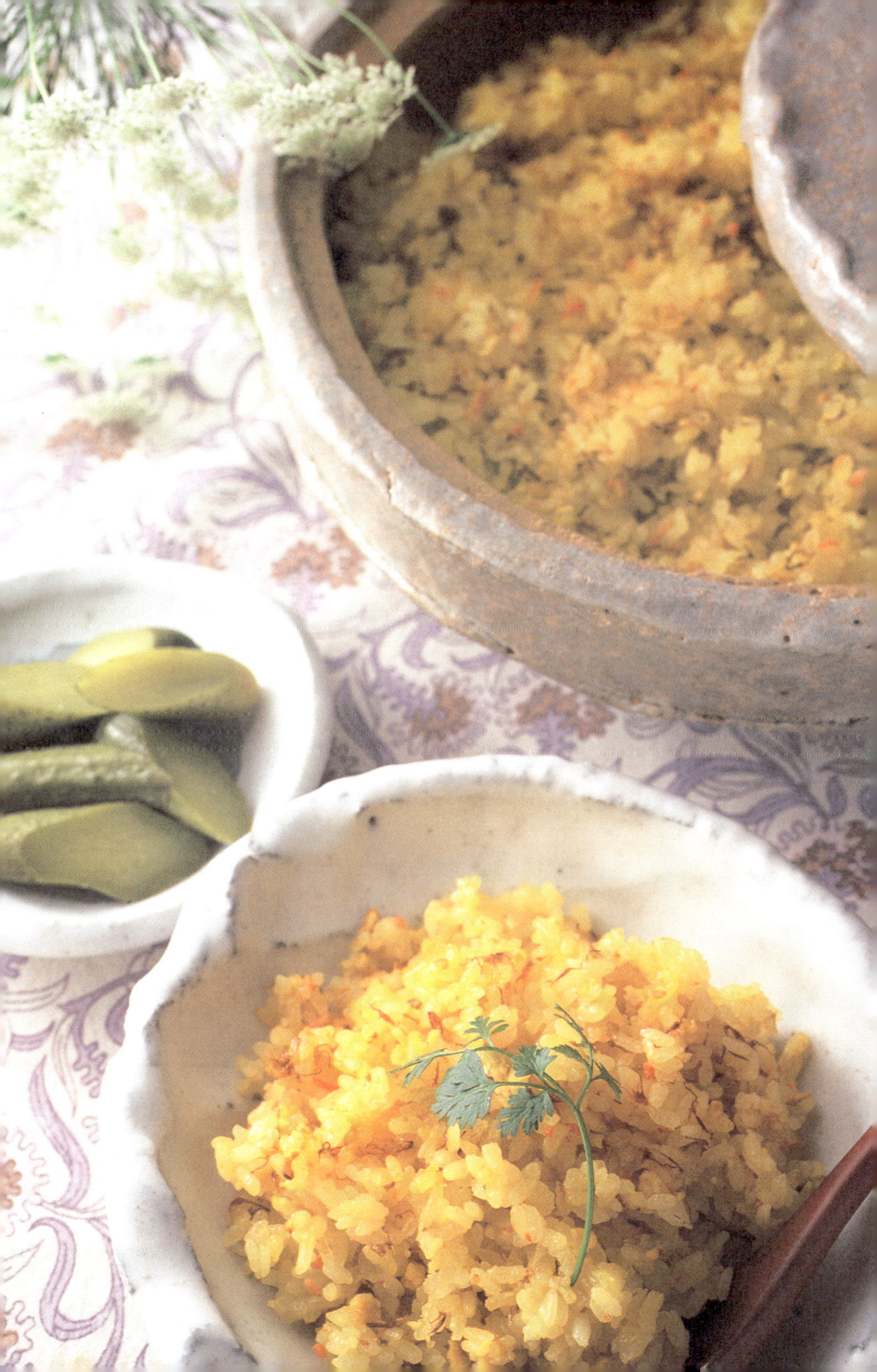

二日酔いの朝や、食べすぎが続いたときに

フレッシュハーブのおかゆ

材料（4人分）

米……1カップ
水……5カップ
コリアンダー（生）……1束
バジル（生）……適宜
ミント（生）……適宜
ワンタンの皮……4枚
揚げ油……適宜

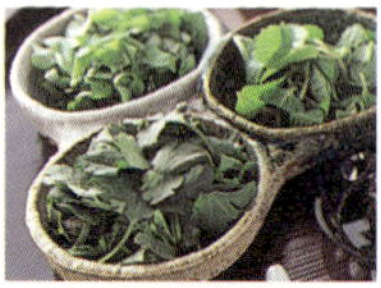

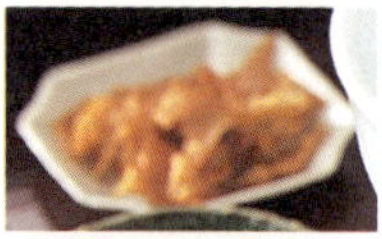

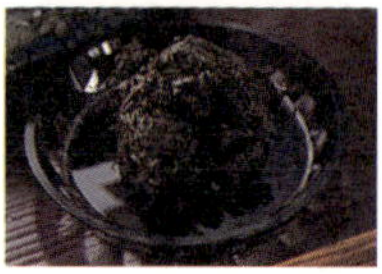

ミントは消化を助け、吐き気や腸内ガスを抑えます。
食べすぎや飲みすぎで胃に疲れを感じたとき、
ハーブの爽涼感がゆきわたり、
全身に元気がよみがえります。

つくり方

1 米はとぎ、分量の水に1時間ほどひたしておく。
2 最初は強火にかけ、沸騰したら火を弱めて約50分炊く。
3 コリアンダー、バジル、ミントはそれぞれ、粗いみじん切りにする。
4 ワンタンの皮は短冊に切り、油で揚げておく。
5 **2**のおかゆの上に**3**と**4**をのせる。

香りの刺激で脳もシャキッと活性化

葉サンショウの佃煮

サンショウが盛んに葉をつける4～5月に、
たくさん摘んでつくりおきしたい佃煮。
サンショウは殺菌作用もあり、保存性にも優れています。

材料

サンショウの葉……適宜
酒・しょうゆ……同量

つくり方

1 サンショウの葉は水洗いし、たっぷりのお湯で湯がく。
2 水気をきった**1**を鍋に入れ、同量の酒としょうゆを加え、弱火で佃煮状になるまでじっくり煮る。

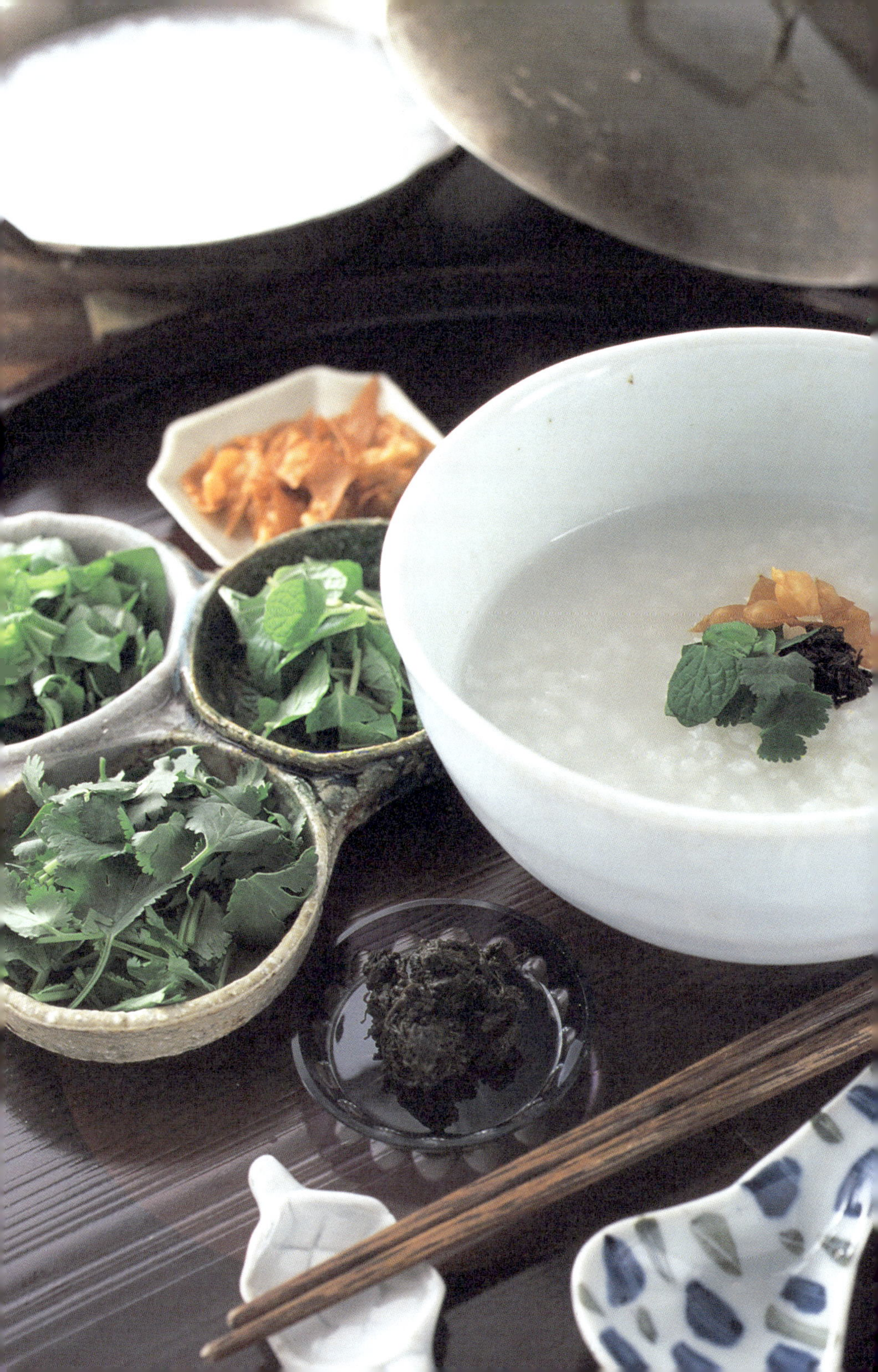

病後など体力が低下しているときや、ダイエット中に

クミンのディップ

材料（4人分）

カッテージチーズ……200グラム
レモン汁……1/2個分
パセリ……2枝分
クミン……大さじ1
にんにく……1/2かけ
オリーブオイル……大さじ1と1/2
塩……適宜
クラッカーなど……適宜
生野菜……適宜

つくり方

1 パセリはみじん切りにし、にんにくとクミンはすり鉢に入れ、半ずりにする。
2 ボウルにカッテージチーズと**1**を入れて混ぜ、レモン汁、オリーブオイルを加えて合わせる。最後に塩で味を調える。
3 クラッカーや薄切りトースト、生野菜の上にのせる。

カッテージチーズはクセのない淡白な味で、しかも低脂肪（0・3%）。クラッカーにのせるディップなら、ダイエット食としても文句なしのヘルシーメニューです。

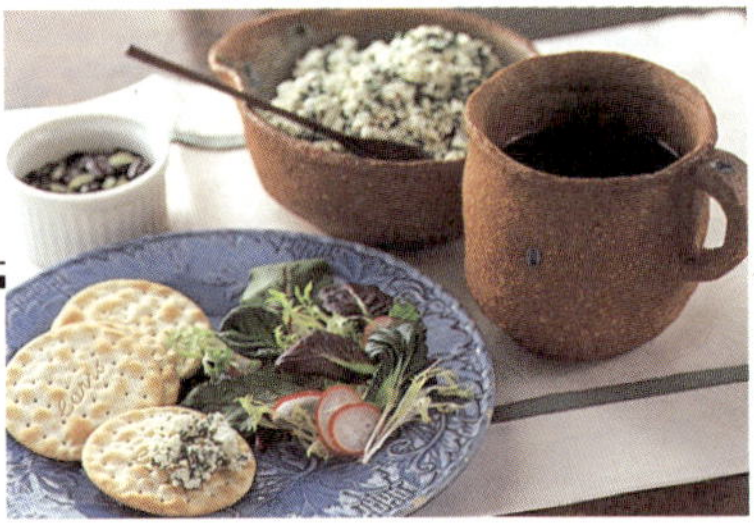

心に元気を与えたいとき。慢性的な便秘に

カルダモンコーヒー

材料（4人分）

コーヒー豆……好みで適量
カルダモン……2〜3粒

つくり方

1 カルダモンは皮つきのまま、コーヒー豆といっしょにひく。
2 コーヒーメーカーなどに**1**を入れ、通常どおりコーヒーをいれる。

カルダモンは心と心臓のハーブ。腸の調子を整える効果もあります。コーヒーは胃と結腸の反射を高めるため、朝の1杯が心地よいお通じをうながします。

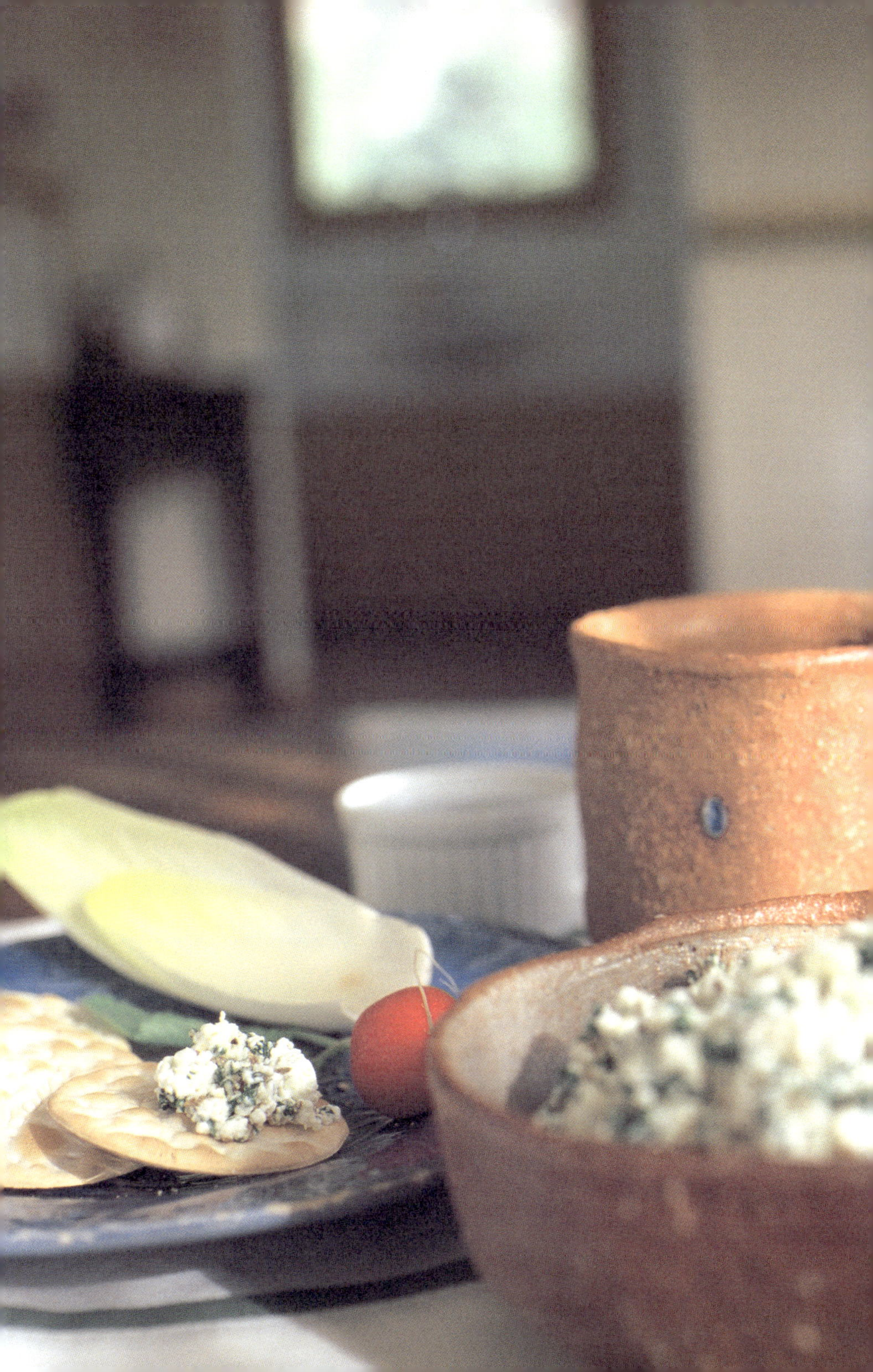

やる気の出ない朝や便秘が気になるときに

ローズマリー・ビスケット

材料（10枚分）

薄力粉……３００グラム
卵……１個
ショートニング……１５０グラム
砂糖……50グラム
オートミール……50グラム
ベーキングパウダー……小さじ１
レーズン……30グラム
クルミ……40グラム
ローズマリー（乾燥）……小さじ１
水……30cc
塩……ひとつまみ

ローズマリーは細胞を活性化し、脳の働きをよくします。オートミール、レーズン、クルミはともに食物繊維がいっぱいの食材。毎日のお通じに貢献します。

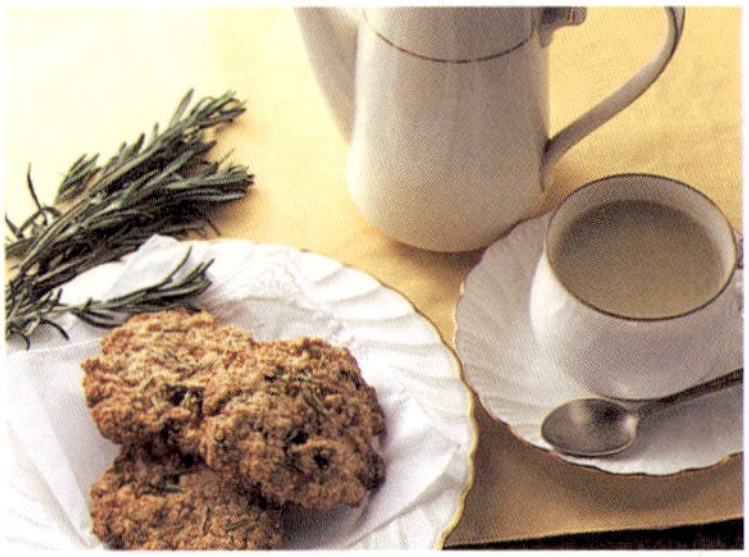

つくり方

1 薄力粉、塩、ベーキングパウダーを合わせてふるう。
2 ボウルにショートニングを入れ、泡立て器でクリーム状にする。
3 **2**に砂糖を加えてよく混ぜる。溶いた卵を少しずつ加え、さらによく混ぜる。
4 **3**に**1**の粉類をふるいにかけながら入れて、木べらなどでさっくり混ぜ、水、オートミール、クルミ、レーズン、ローズマリーを加えて全体をまとめる。
5 **4**にラップをかけ、冷蔵庫で1時間ねかせる。
6 オーブンを１７０度に温め、焼く準備をする。
7 **5**の生地を10等分し、平たい丸型に整える。
8 オーブンで10～15分焼く。

ぐっすり眠りたいとき、子どもの夜泣きに

カモミール・ミルクティー

つくり方

1 鍋に牛乳とカモミールを入れ、弱火にかける。
2 沸騰したら、ごく弱火にし、必ずフタをして２～３分煮出す。
3 茶こしを通してカップに注ぎ、好みに応じて砂糖を加える。

材料（4人分）

牛乳……６５０cc
カモミール……大さじ１
砂糖……好みで適量

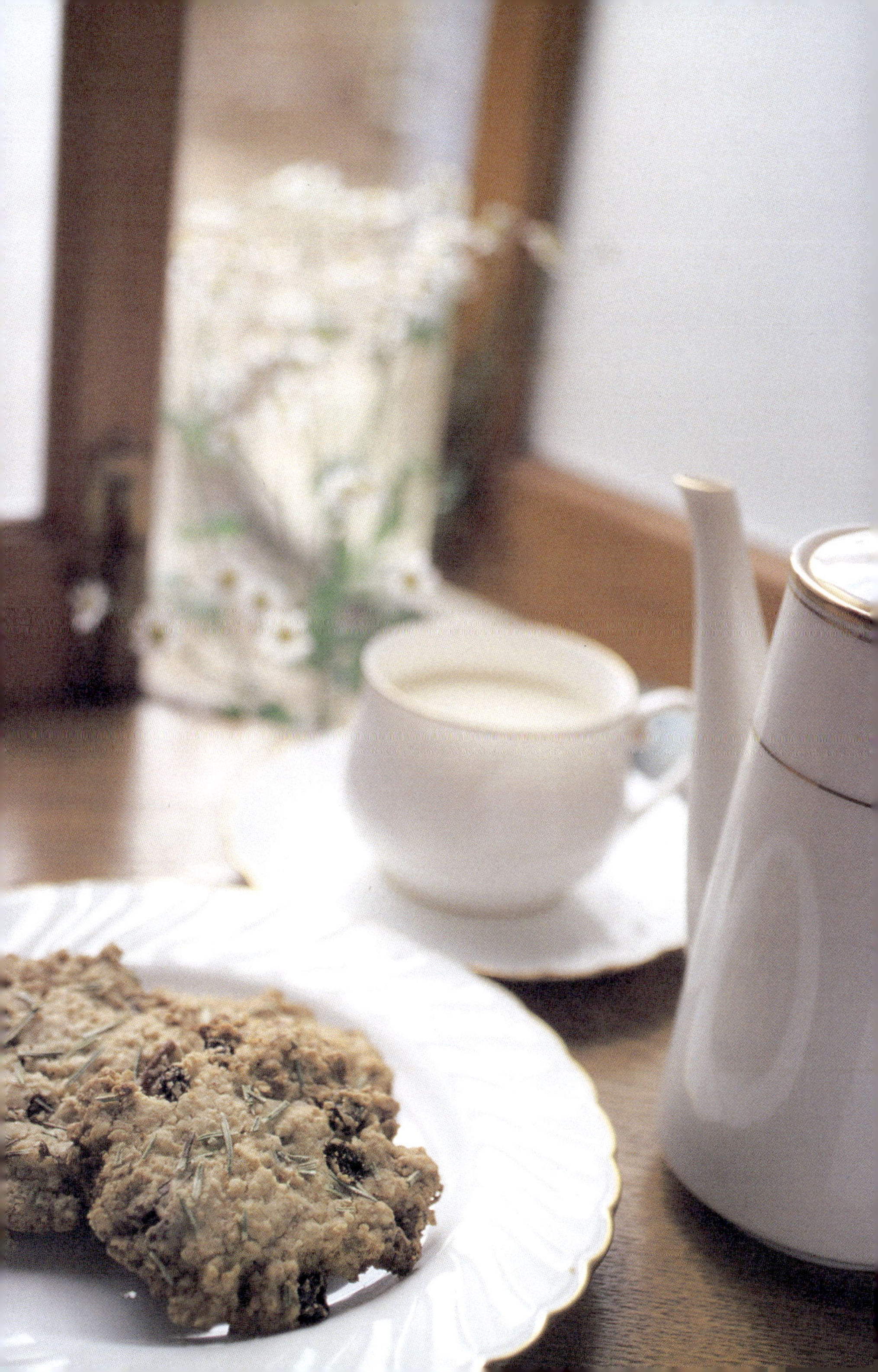

生理前のイライラや子どもが落ち着かないとき

カモミールのミルクゼリー

子どもからお年寄りまで喜ばれる
ストレス緩和＆リラックスデザートです

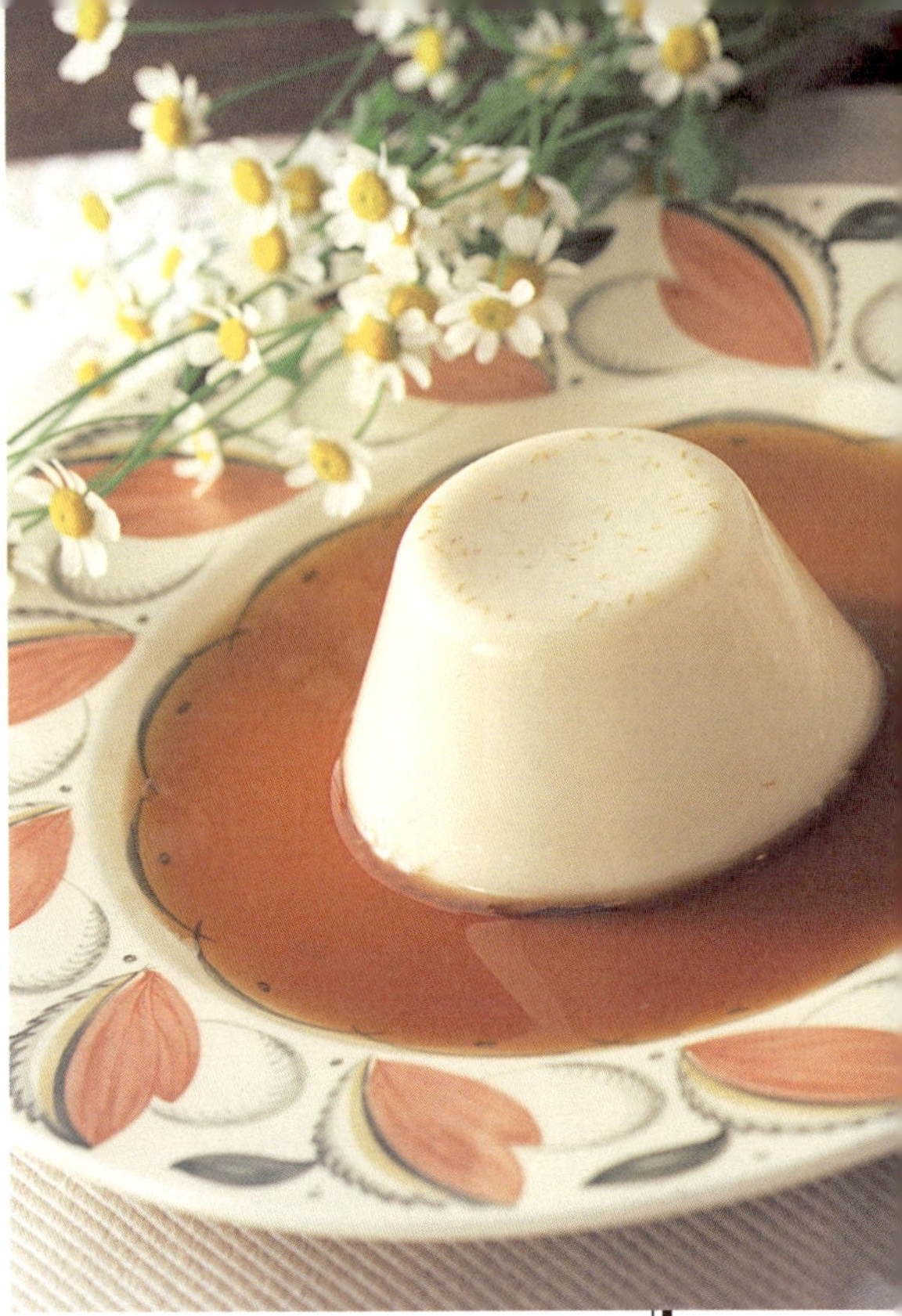

材料（5個分）

牛乳……500cc
カモミール……大さじ2
砂糖……40グラム
ゼラチン……10グラム
水……適宜
ソース
・砂糖……80グラム
・カモミール……大さじ$\frac{1}{2}$
・水……100cc

つくり方

1 鍋に牛乳とカモミールを入れ煮立てる。フタをして、ごく弱火で2〜3分煮出し、砂糖を加えて火を止める。

2 **1**に水でふやかしておいたゼラチンを入れ、かき混ぜて溶かす。熱いうちに型に流し入れ、粗熱がひいたら冷蔵庫で固める。

3 ソース用の水とカモミールで、濃いめのカモミールティーをつくる。

4 ソースパンなどに、ソース用の砂糖と**3**のカモミールティー大さじ1杯分を入れて火にかけ、沸騰させてこがし、カラメルにする。

5 **4**に残りのカモミールティーを加えてのばし、ソースにする。

6 **2**を冷蔵庫から取り出し、器の中央に盛りつけ、周囲に**5**を流し入れる。

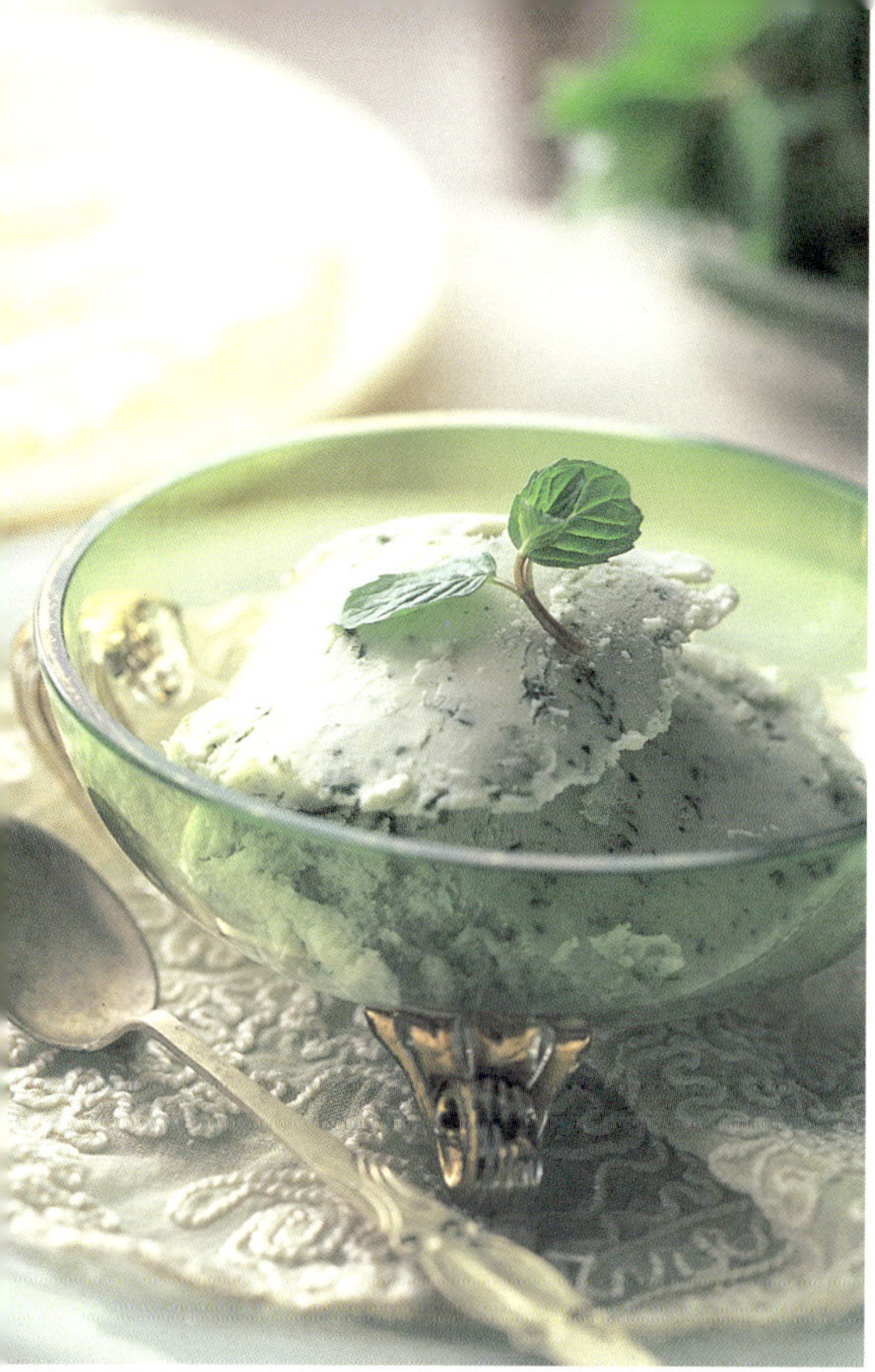

タバコを吸う人や、口臭・体臭が気になるときに

ミント・アイスクリーム

ミントとヨーグルトを混ぜるだけ
手軽なリフレッシュアイスです

材料（4人分）

バニラアイス（市販）……120グラム入り2個
ミントの葉（生）……軽くひとつかみ（約10グラム）
プレーンヨーグルト……大さじ2

つくり方

1 ミントの葉はみじん切りにし、さらにすり鉢でする。

2 **1**にプレーンヨーグルトを加えて混ぜる。

3 あらかじめ冷凍庫から出して少しやわらかくしておいたバニラアイスに**2**を混ぜ、ふたたび冷凍庫で固める。

4 大きめのスプーンですくいとってガラスの器に盛り、生のミントの葉を飾る。

ハーブ料理をもっとおいしく効果的にする
オイル&ビネガー

ハーブオイルのつくり方

1 ハーブは洗い、日陰に干して乾かす。

2 完全にハーブが乾燥したら茎ごと瓶に入れ、オリーブオイルを注ぐ。

3 3週間くらいでハーブの風味がオイルに移る。サラダやパスタに用いるとおいしさが引き立ちます。

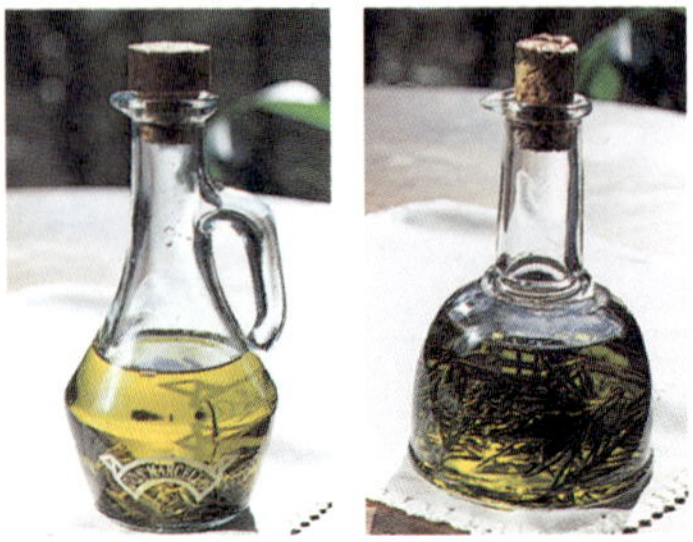

左：セージオイル
右：ローズマリーオイル

材料

生のローズマリー
または生のセージ……1～2枝分
オリーブオイル……2カップ
（他にタイム、コリアンダーシード、クミンシード、あるいはミックスしてもけっこうです）

ハーブビネガーのつくり方

1 ハーブは洗い、日陰に干して乾かす。

2 容器にハーブを入れ、ハーブが全部かくれるくらいまで酢を注ぎ入れる。

3 2週間から1カ月熟成させるとさらに美味。

※酢はなんでもけっこうですが、ハーブの風味を味わうならアップルビネガーや米酢など、淡白なものが向きます。

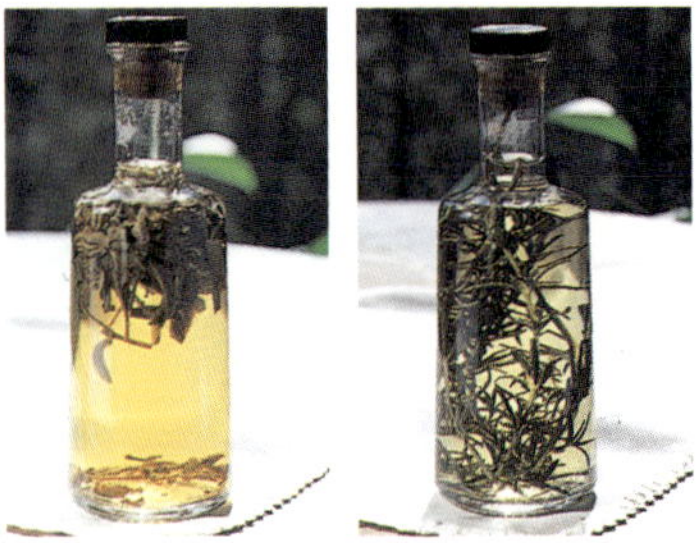

左：セージビネガー
右：ローズマリービネガー

材料

生のローズマリー
または生のセージ……2～3枝分
酢……200cc
（バジル、タイム、ミントなどでも風味豊かなビネガーがつくれます）

第7章

症状・用途別

ハーブ・セルフ・キュア
アレンジ・レシピ集

ブレンドティー

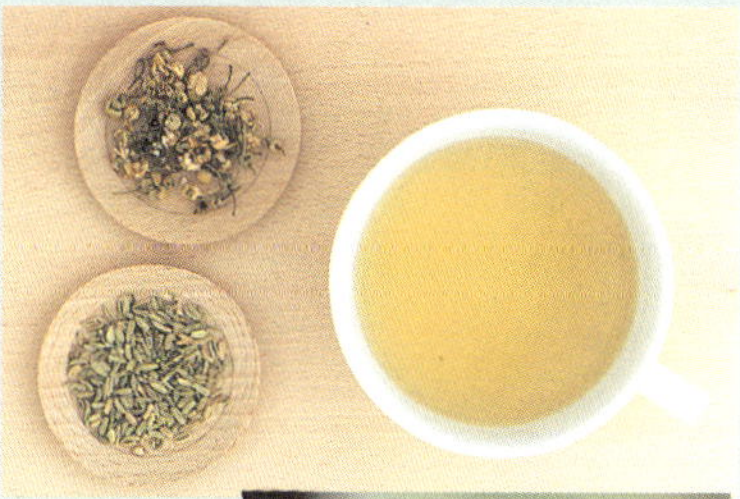

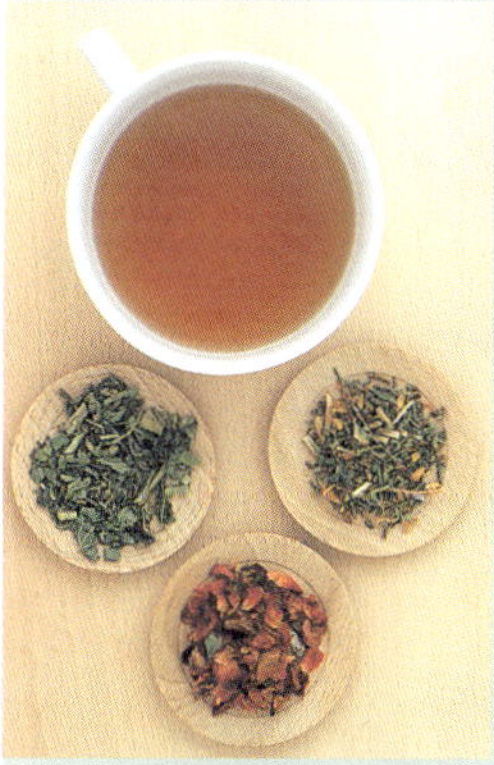

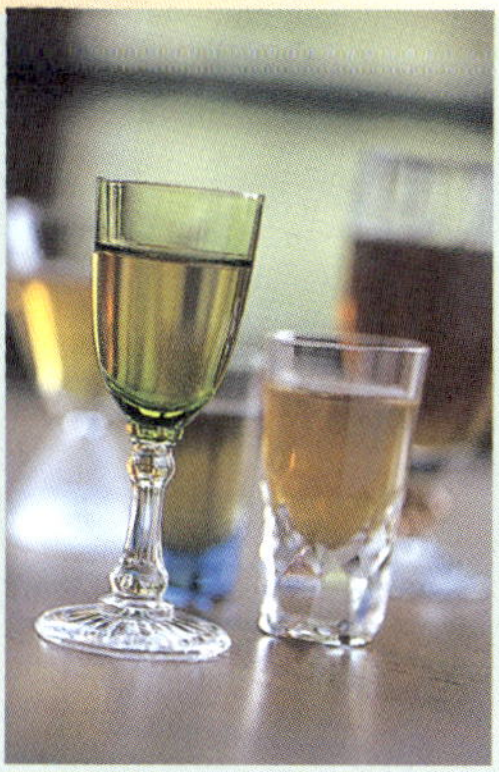

ハーブ酒

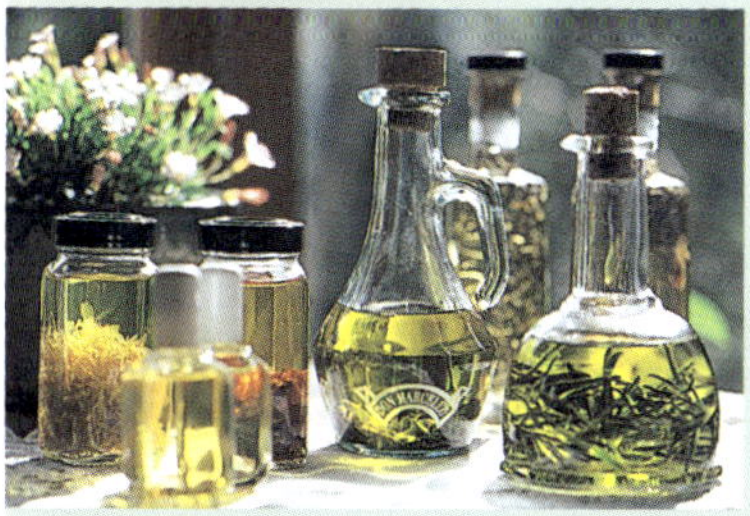

外用オイル

ブレンドティー

自分に合う性質のハーブが見つかったら、さらに効果を引き出すブレンドで、味のバリエーションも楽しみましょう。

ストマック・イージーティー

神経性胃炎、胃もたれに

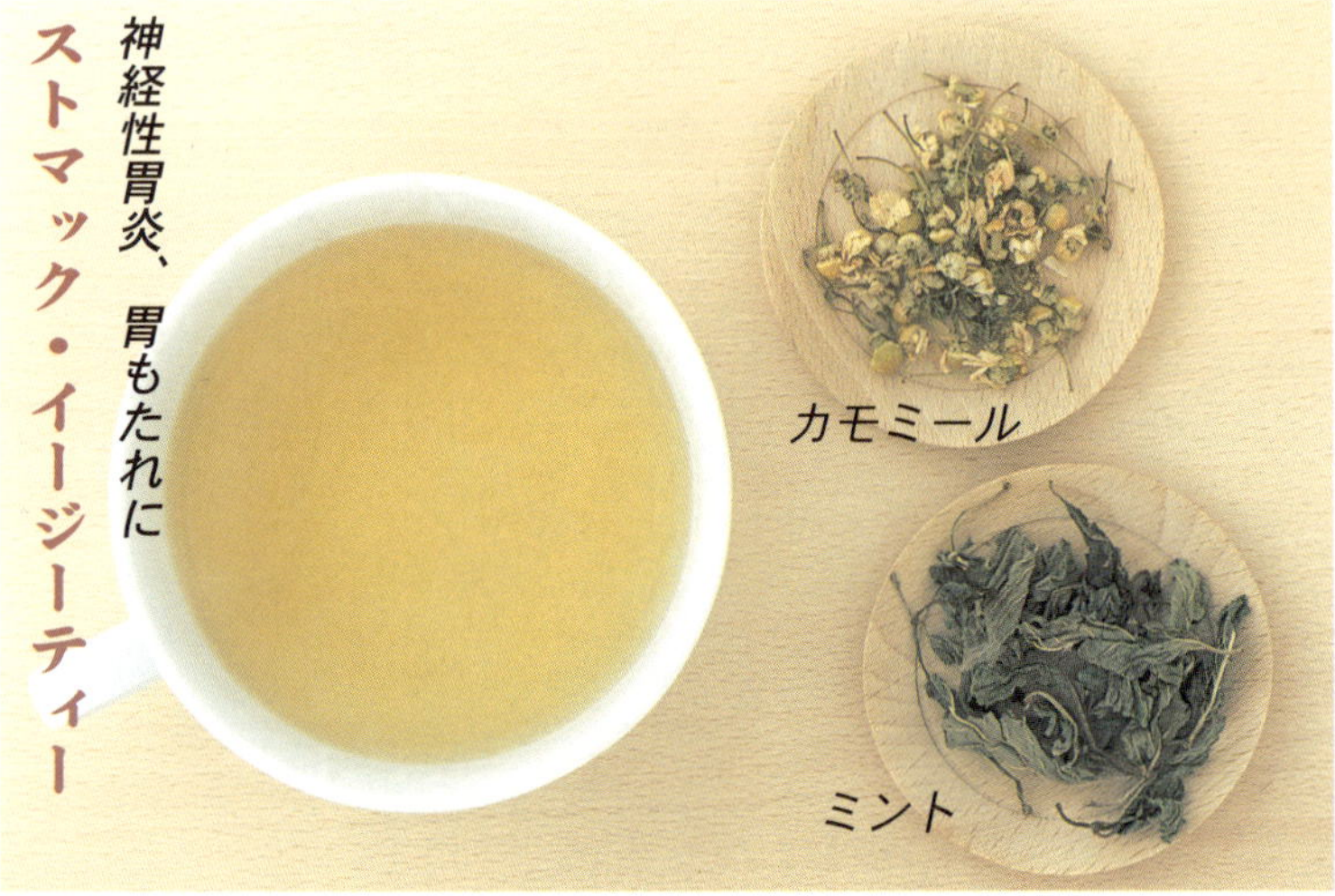

ベビーティー

子どもの腹痛・夜泣きに

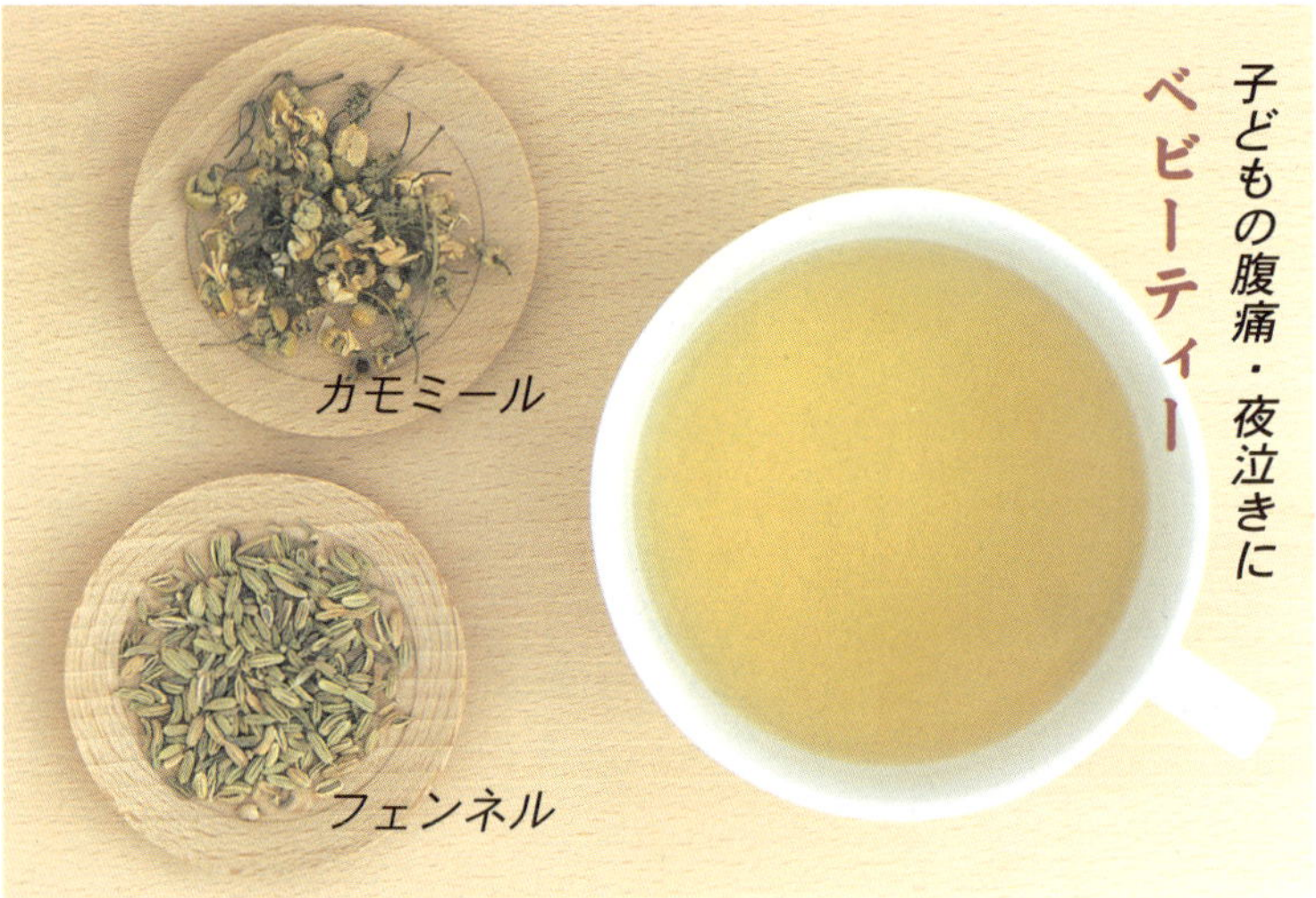

抗うつ、安眠のために

ハッピースリープティー

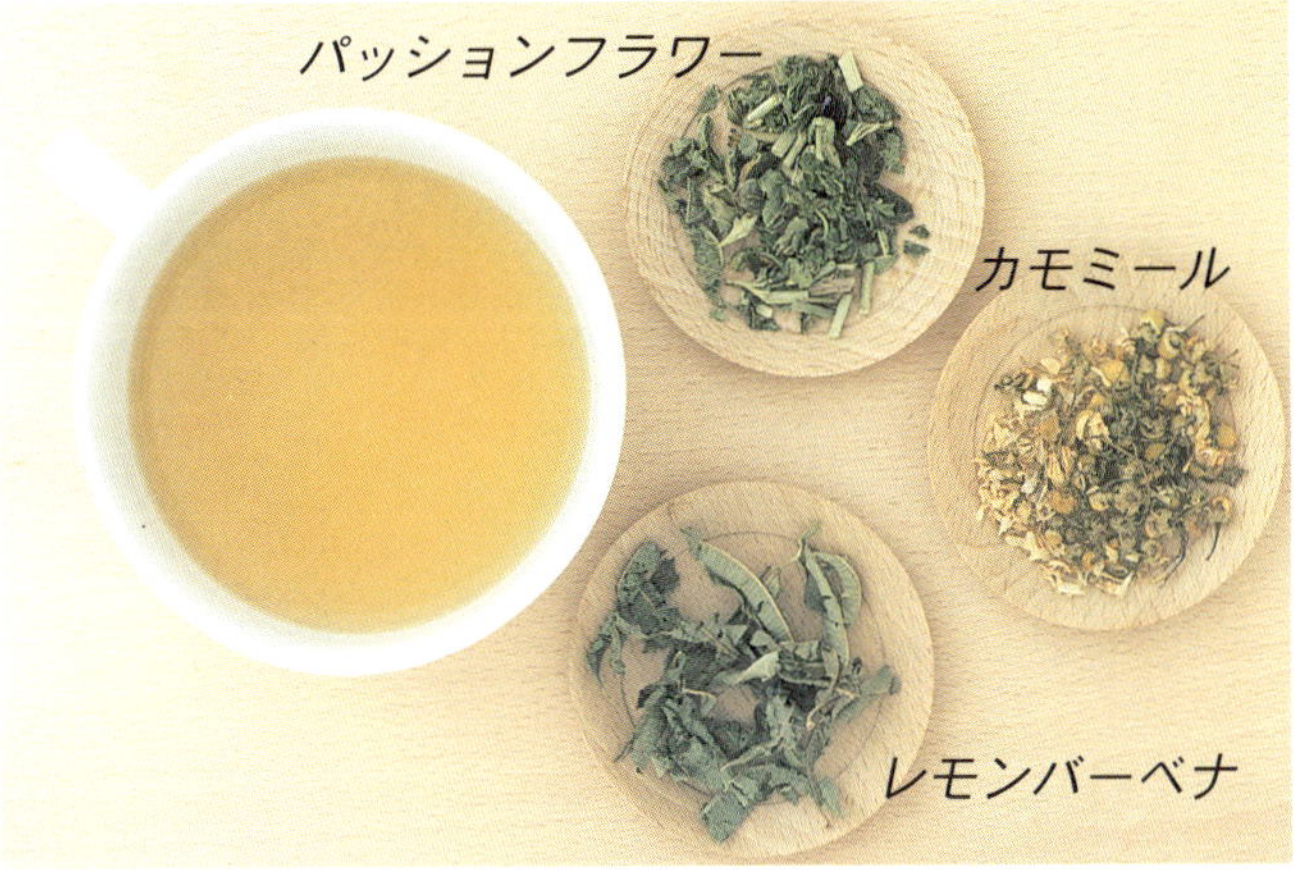
パッションフラワー
カモミール
レモンバーベナ

精神安定、安眠のために

グッドスリープティー

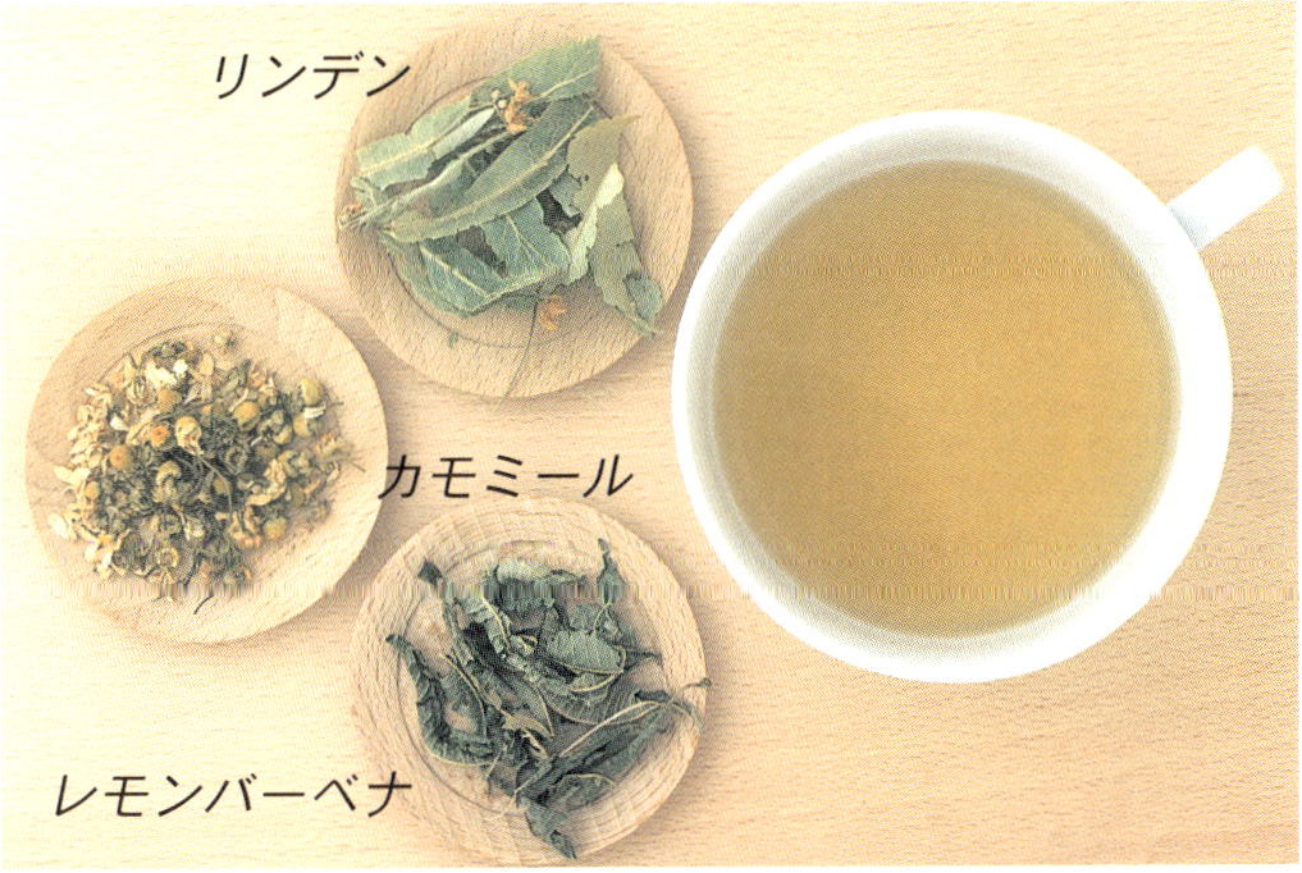
リンデン
カモミール
レモンバーベナ

疲労や緊張による筋肉痛、
肩こり、筋肉のけいれんに

スティフ・イージーティー

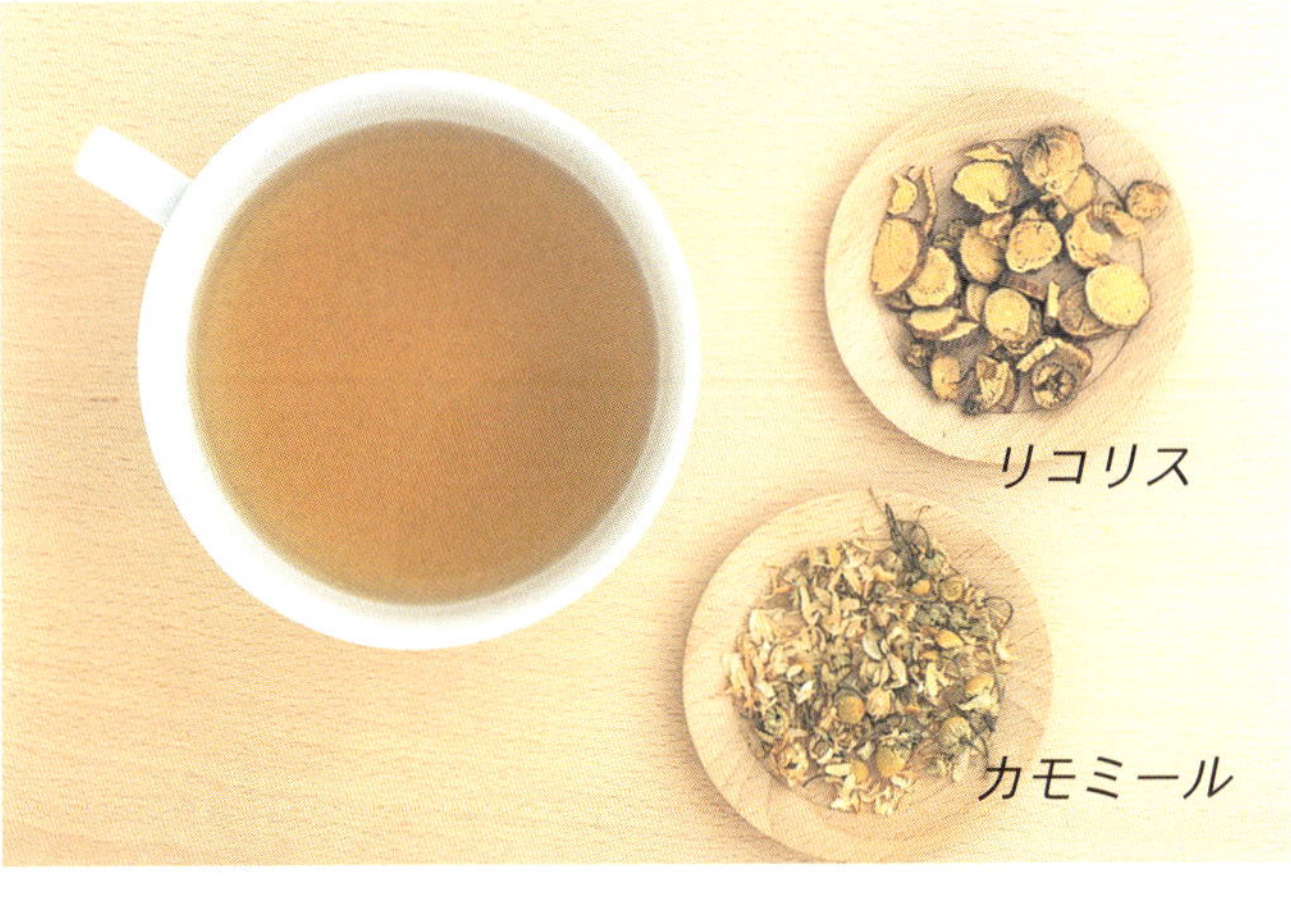
リコリス
カモミール

心のモヤモヤをはらい安眠へ誘う

スリープ・イージーティー

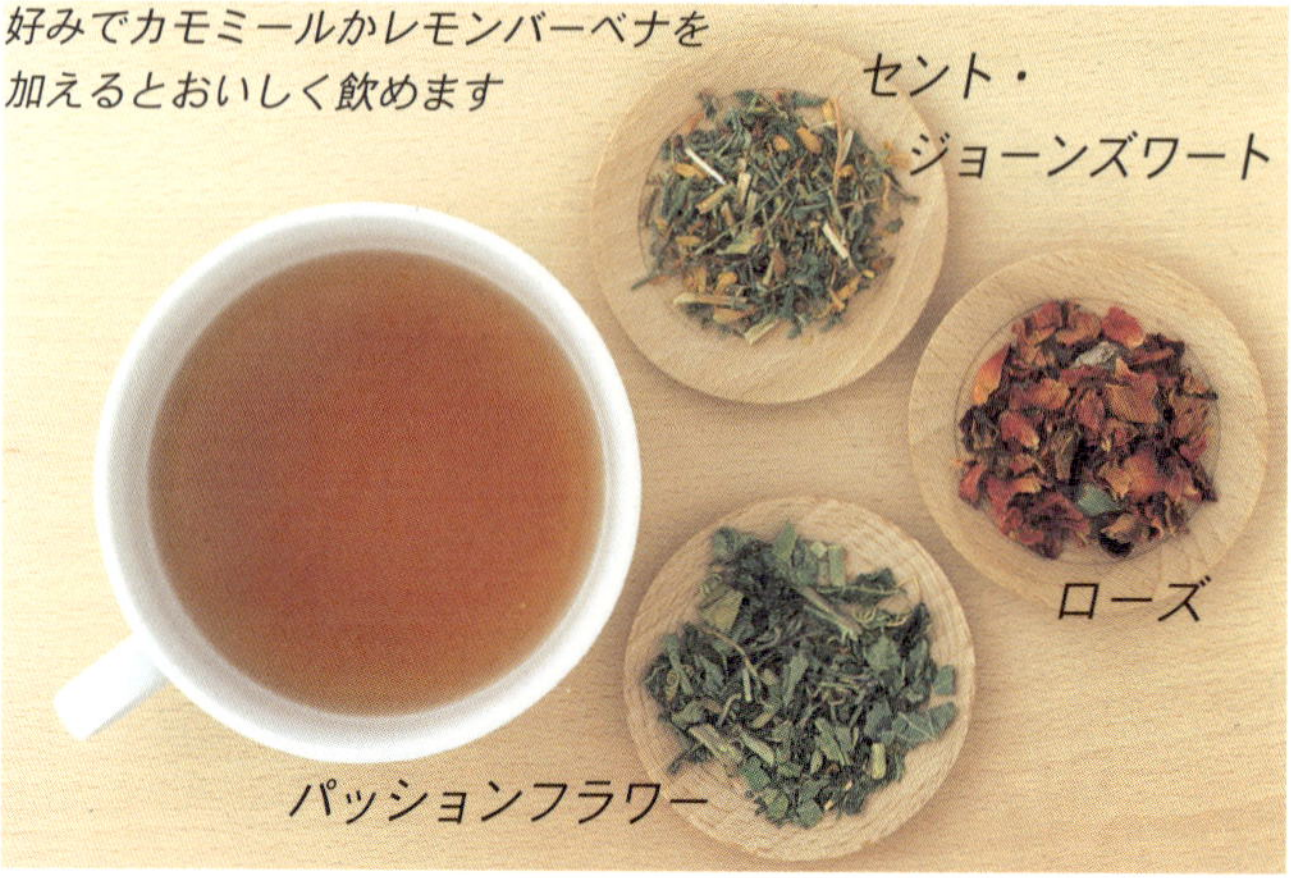
好みでカモミールかレモンバーベナを
加えるとおいしく飲めます
セント・ジョーンズワート
ローズ
パッションフラワー

風邪のひきはじめ、のどが痛いときに

スロート・イージーティー

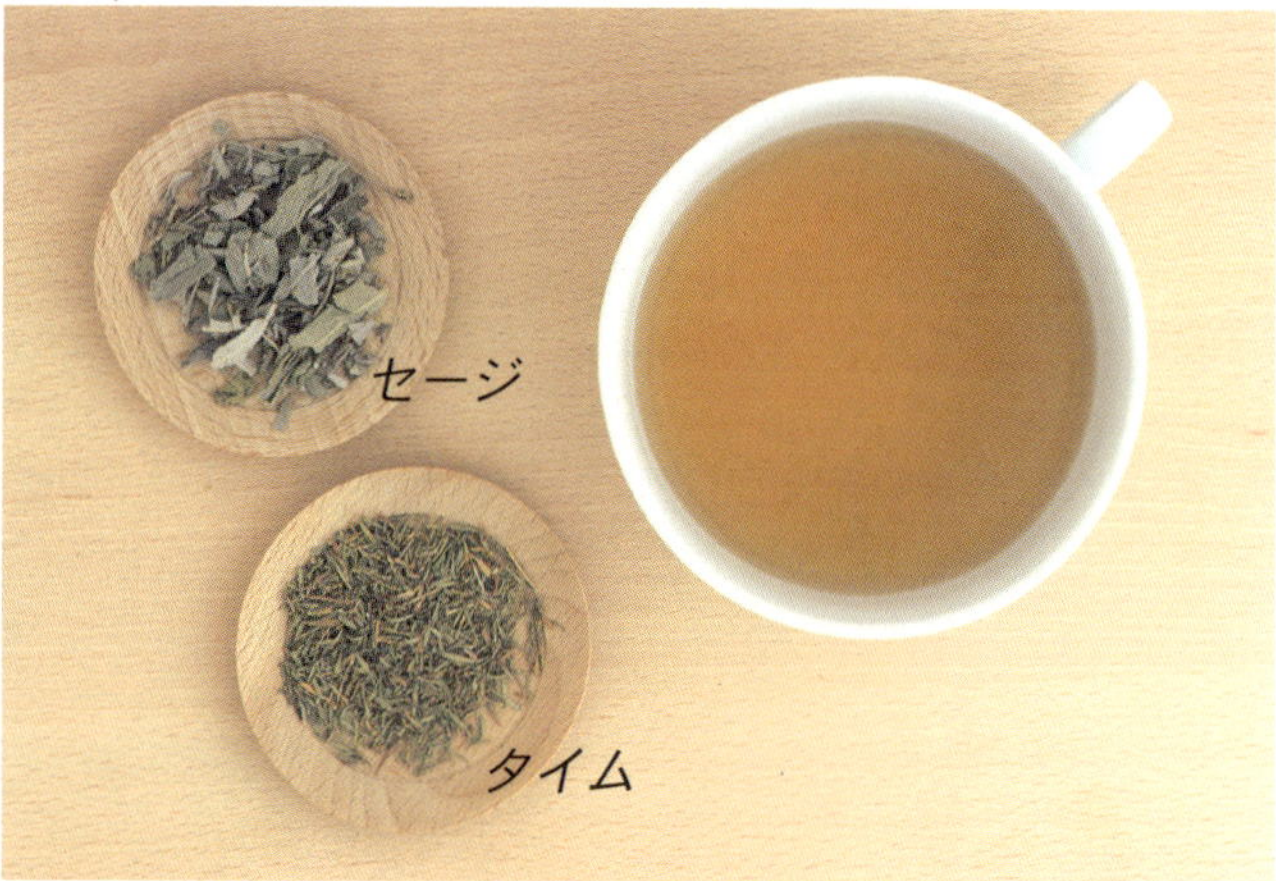
セージ
タイム

皮膚のかゆみ、
じんましん、アレルギーに

ヘルシースキンティー

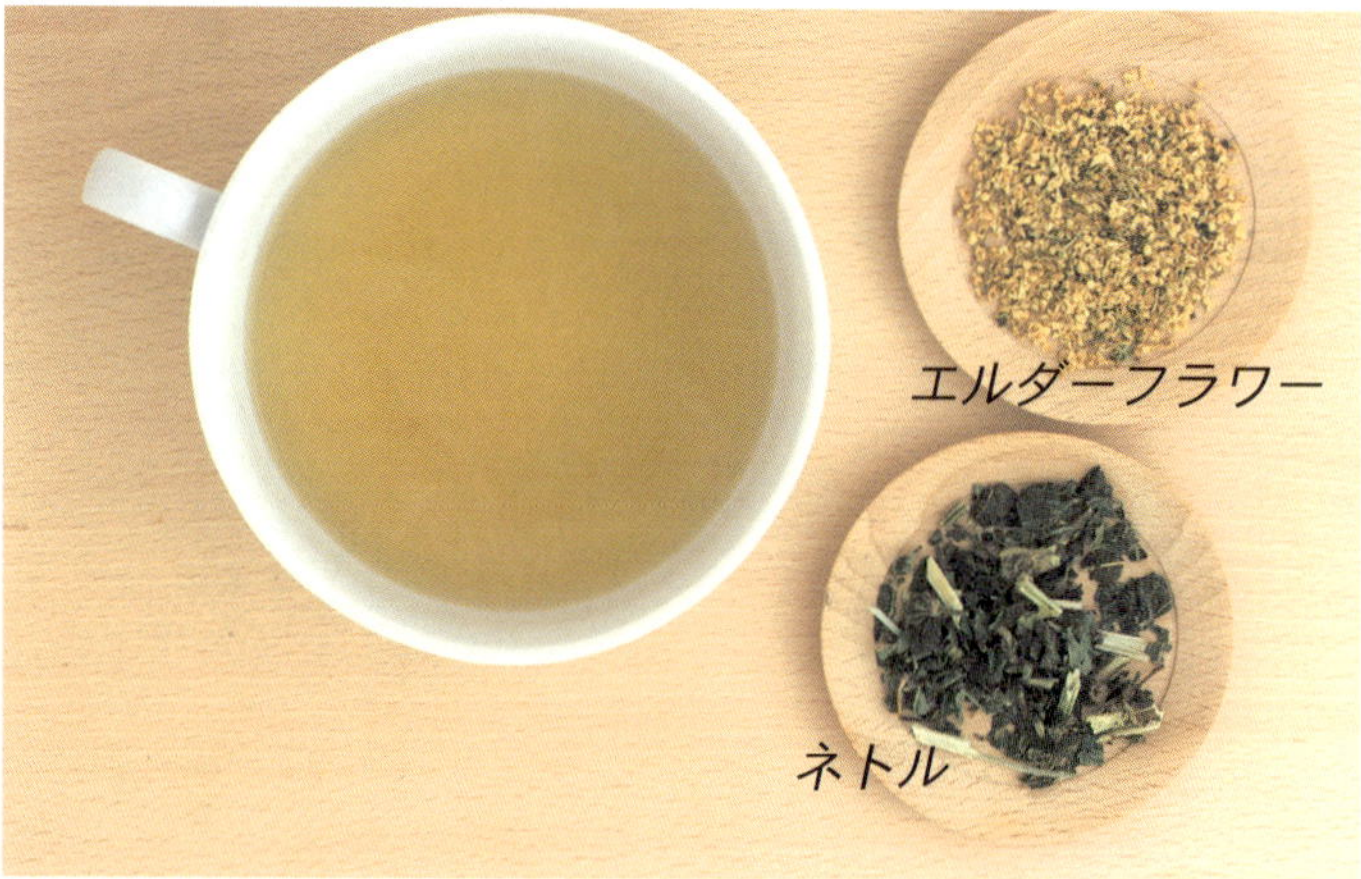
エルダーフラワー
ネトル

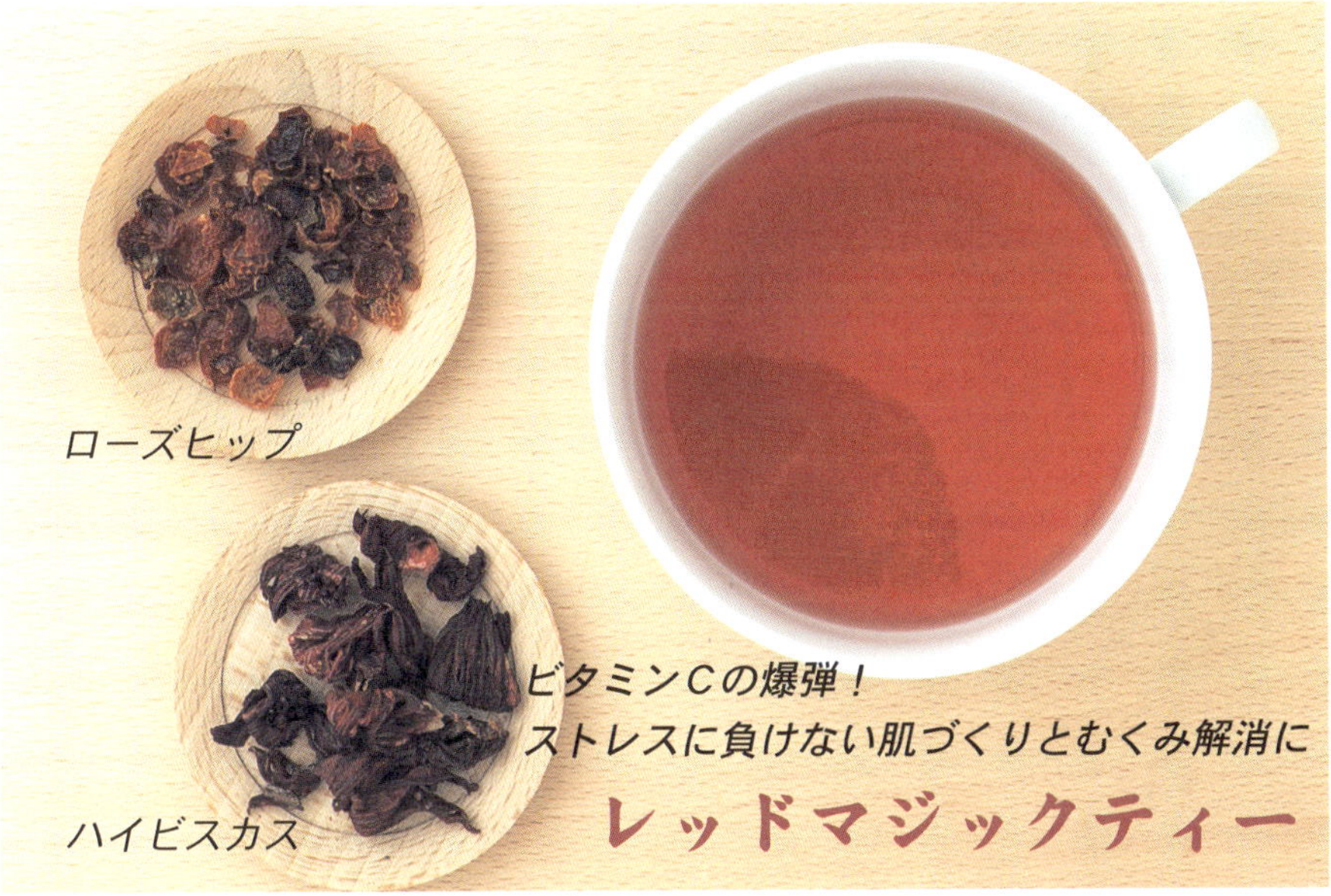

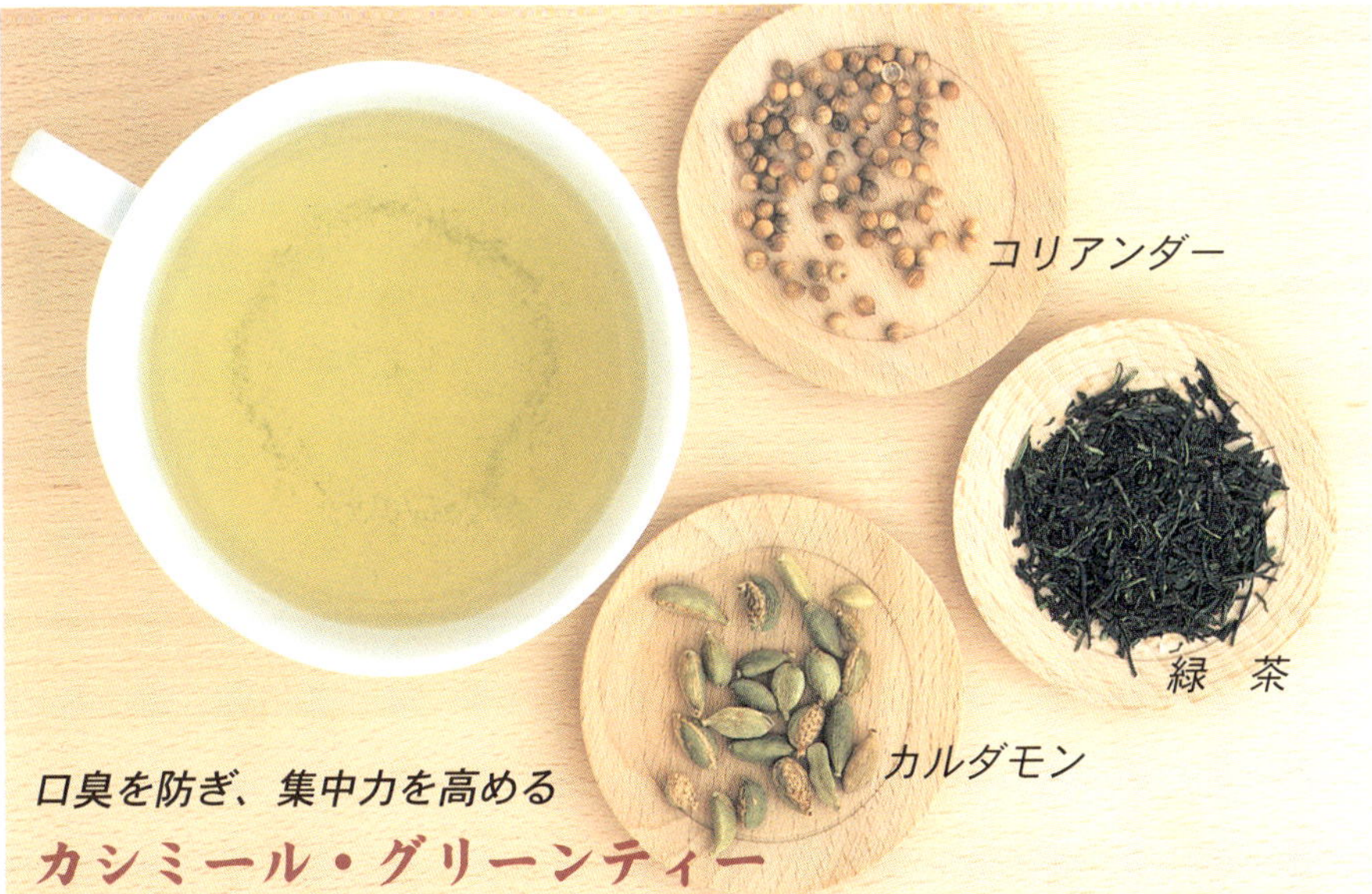

はちみつや砂糖を加え、甘くしてもおいしい

度数低めのアルコールで
薬効成分を大事にじっくり浸出する本格派

ハーブ酒

このマークのついたハーブがおすすめです

ハーブをアルコール類で浸出すると、通常水では溶け出にくい成分（精油やビタミンE、カロテノイド）もしっかり抽出。からだへの吸収がよくなり、少量で即効性が高まります。ハーブ酒は4週間の浸出と2〜3カ月の熟成期間が必要ですが、薬効は高く、濃厚な味に仕上がります。

必要なもの

●蒸留酒
・ホワイトリカー
・ジン
・ウオッカ
・ホワイトラム
・テキーラ　など

このうち1種類を選びます
分量は約1リットルです

●ハーブ
乾燥ハーブなら……約200グラム
生のハーブなら……約600グラム

●ガーゼあるいはコーヒーフィルター

●ネジ蓋《ふた》のついた大きな広口瓶

●ネジ蓋のついた褐色のガラスの瓶（一升瓶など）

つくり方

1 乾燥ハーブはそのまま、生のハーブは水洗いして水気をきってから、広口瓶に入れる。

2 25％の蒸留酒を**1**のハーブが完全に浸るまで注ぐ。
※ホワイトリカーの場合は25％のアルコール度数のものが市販されているのでそのまま使用できます。ウオッカやラムなど、度数が高い蒸留酒を使う場合は水で薄め、度数25％にしてから使用します。

3 **2**の蓋をしっかり閉め、冷暗所に置いて成分を抽出させる。ときどき瓶を揺すってしっかり混ぜる。

4 4週間たったらガーゼなどでこす。
※ハーブを漬けこむのは長くても40日を限度にしましょう。長く漬けすぎると有効成分がハーブにふたたび吸収され、味も効能も落ちてしまいます。

5 **4**でとった浸出液を一升瓶などの褐色の瓶に移しかえ、冷暗所でさらに2〜3カ月熟成させる。
※保存期間は約2年です。

度数高めのアルコールに漬けこんでシェイク。
2週間でできるカンタン薬用酒

アルコールエキス

ハーブ酒にくらべ、浸出期間が短く手軽なのがアルコールエキス（チンキ）。アルコール度数の高いお酒を使い、ときどき瓶を揺するのがコツです。2種類以上のハーブを選んでいっしょに漬けこむこともできます。

このマークのついたハーブがおすすめです

必要なもの

- ネジ蓋のついたガラス瓶（150ミリリットル入りぐらいのジャムの瓶など）
- 35〜40度の蒸留酒（ウオッカなど）……約100グラム
- 乾燥ハーブ……約10グラム
- ガーゼあるいはコーヒーフィルター

つくり方

1 漬けこみ用のガラス容器にハーブを入れ、ハーブが全部かぶるくらいに蒸留酒を注ぎ入れる。
2 蓋をしっかり閉め、瓶ごと揺すって混ぜ、常温で2週間おく。
3 1日に2回くらい、成分が浸出しやすいよう瓶ごと揺すって混ぜる。
4 2週間たったらガーゼなどでこす。
5 **4**でとった浸出液をふたたびガラス容器にあけ、保管する。

※浸出液が濁ったら、上澄み液をふたたびこせば飲用できます。保存期間は約1年です。エキス剤は薬効成分もアルコールも濃厚なので、一度に大量に服用しないこと（詳しくは次ページ）。ガーゼなどに浸して外用として用いることもあります。

備えあれば……の、ハーブ酒4種

時間があるときにつくっておきたい4つのハーブのお酒です。自分のために、大切な人のために、きっと役に立つはずです。シングルで漬けこんで、飲む直前にミックスしても。この4つがあれば、薬効・味とも、その日の気分と体調にぴったりのオリジナルがつくれます。

落ちこんだ気分を引き上げ安眠を誘う セント・ジョーンズワート酒

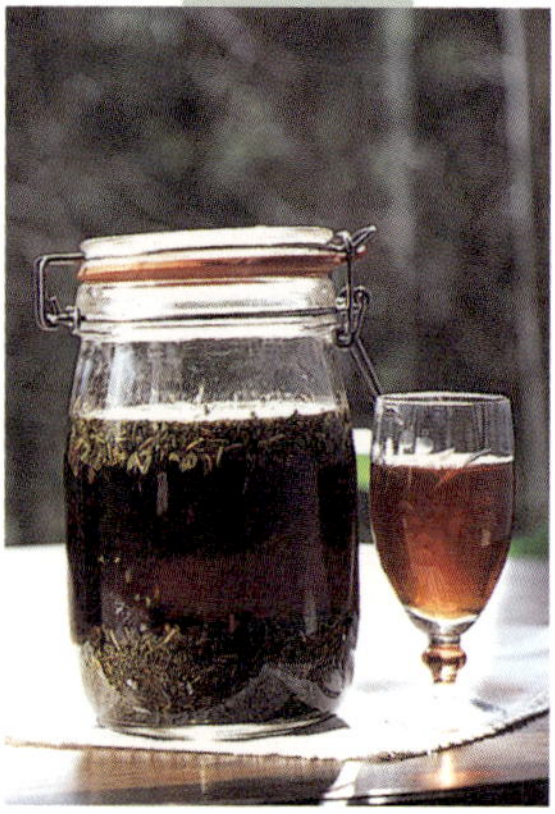

キュア・アドバイス7 〜ハーブ酒のQ&A〜

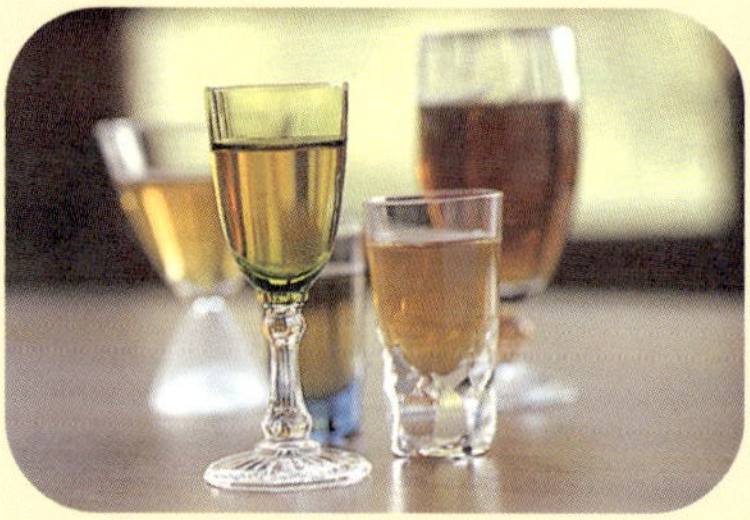

お気に入りのリキュールグラスで
お好きなときに、が基本です

Q：1日何回飲む？　1回の量は？

A：食欲増進が目的のひとつにある場合は食前、消化促進が目的の場合は食後。安眠が目的の場合は就寝前ではなく夕食後に飲むようにしましょう。寝酒は眠りを浅くします。

1回の量は5〜10cc。お酒が弱い人は少なめに、強い人でも10ccを限度にしましょう。

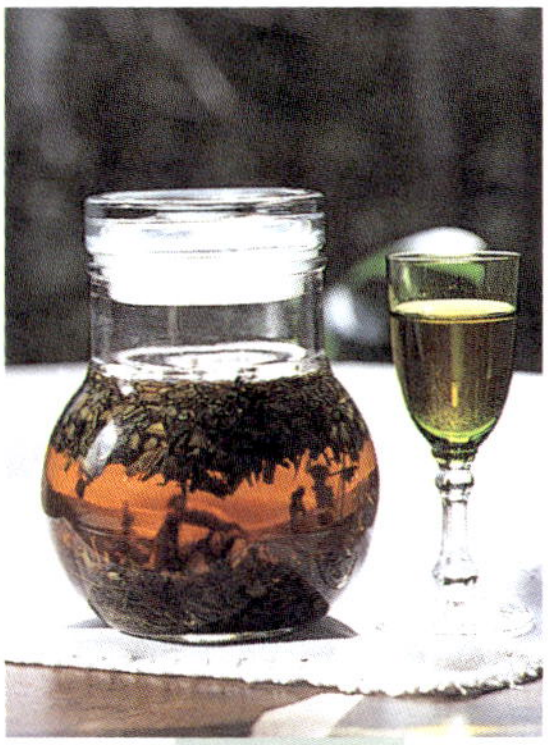

細胞を活気づけ、老化を防ぐ セージ酒

免疫系を活発にする エキナセア酒

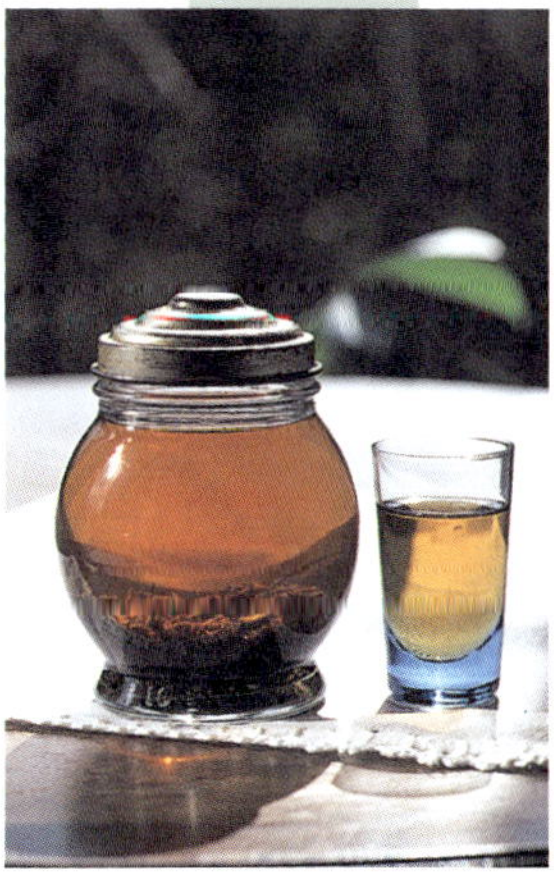

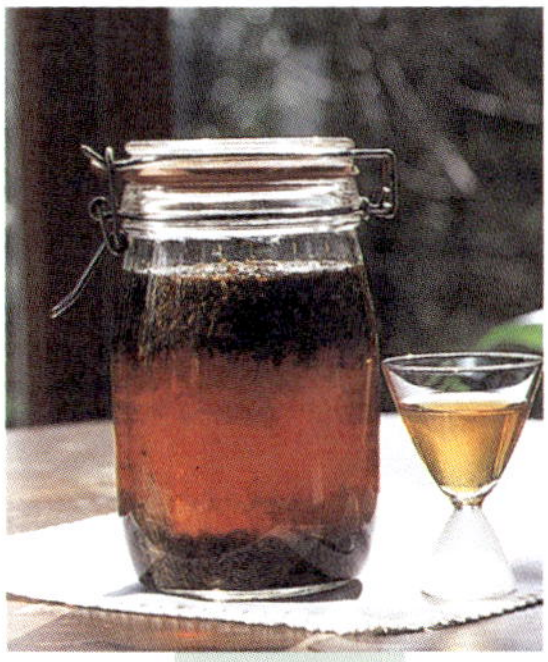

イライラを鎮め安眠を呼ぶ パッションフラワー酒

Q：お酒は苦手なんですが……。

A：アルコールを好まない人や、妊娠中の人、胃炎、肝炎の人、あるいは子どもや禁酒中の人など、アルコール類を口にできない場合は、小鍋で少量の湯を沸かし、沸騰したら約5ccのハーブ酒を注ぎ、火を止めます。そのまま自然に冷まし、アルコール分をしっかり蒸発させてから飲みましょう。

Q：せっかくつくったハーブ酒が、どうも口に合わなくて……。

A：アルコールは大丈夫だけど、味が気になるという場合は、好みのジュースに混ぜたり、はちみつや低カロリーの甘味料を加えても。また、他のハーブ酒やリキュール類、ワインなどと混ぜてカクテルにしたり、料理の風味づけにも重宝です。

Q：ハーブ酒に向くハーブって？

A：比較的味がいいのはカモミール、フェンネル、ミント、タイム、ラベンダー、ローズマリー。お酒にしてとくに効果が上がるのは、このページでご紹介する4つです。

熱を加えない「冷浸法」でつくるハーブオイルはスキンケアやマッサージに適します

外用ハーブオイル

このマークのついたハーブがおすすめです。なかでも、スキンケア用ハーブの代表はマリーゴールド（カレンデュラ）とローズヒップです

ハーブの浸出油には、熱したオイルでハーブを漬ける「温浸法」と、加熱しないオイルに漬ける「冷浸法」の2種類があります。どちらが適するかはハーブの種類や目的によりますが、ここではより手軽な「冷浸法」をご紹介。料理用ではない外用ハーブオイルは入浴剤やマッサージオイルとしてそのままで。あるいはスキンクリームや軟こうなどの基材になります。

必要なもの

- ●植物油
  - ・オリーブ油
  - ・ホホバ油
  - ・スウィートアーモンド油
  - ・グレープシード油　など
  - …約１００cc
- ●乾燥ハーブ……約15グラム
- ●ガーゼ
- ●ネジ蓋のついたガラス瓶（１５０ミリリットル入りほどのジャムの瓶など）
- ●保存用の容器（褐色の小瓶が理想的）

つくり方

1 ハーブ（約12グラム）をガラス瓶の八分目まで詰め、植物油を注ぎ入れてしっかり蓋を閉じる。日当たりのよい場所に2週間置く。ときどき瓶を揺すって混ぜる。

2 2週間たったらガーゼでこし、浸出油をふたたび容器に戻す。残りのハーブ（約3グラム）を加え、蓋を閉めてもう一度日当たりのいい場所に置く。

4 さらに2週間後、**2**と同様にこし、保存容器に移しかえる。

※保存期間は冷暗所で約3カ月です。

つくっておきたい外用オイル２種

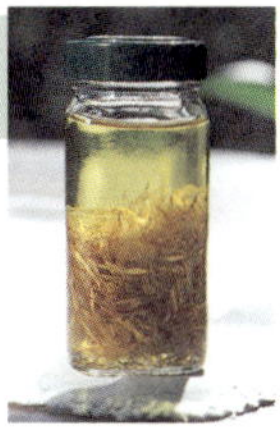

肌を保護し関節痛を和らげる
カレンデュラオイル

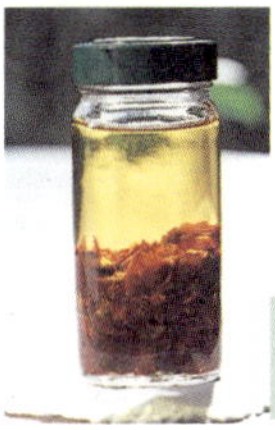

乾燥肌をやさしくケア
ローズヒップオイル

付録

ハーブに関する各種施設・ショップリスト

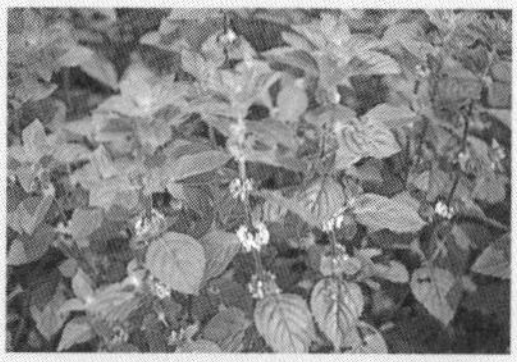

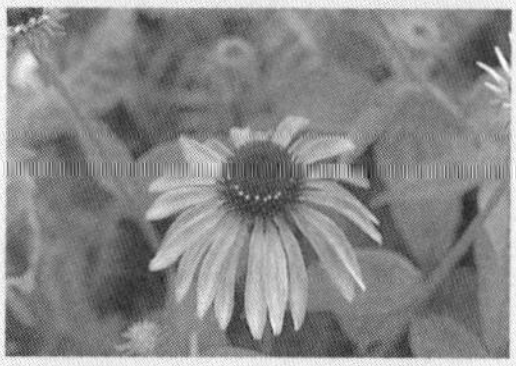

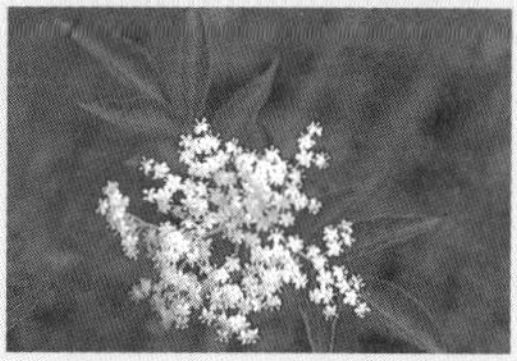

◆ハーブ料理・ハーブティー・ハーブデザートなどと出会えるところ（農園・ガーデン・ショップなどを含む）

オリジナルハーブメニューなどを楽しめるスポットが各地で増えています。ハーブに出会いにちょっと足をのばしてみたら、ハーブ流「医食同源」を生活にとりいれるアイデアがきっと見つかります。

	店名	電話番号・住所	特徴・ハーブの種類
北海道	香りの里　キューパレス	０１５８-２９-２８９８ 北海道紋別郡滝上町元町	ハーブ料理、ハーブティーに、染物・織物の体験、実習、アロマテラピーの部屋など盛りだくさん。
	ハーブの家 花薄荷（はなはっか）	０１５７-４２-４７６７ 北海道常呂郡留辺蘂町字宮下町１３０-４２	ラベンダー、ミントなど約１００種。一歩進むたびに違うハーブが。喫茶からショップまで充実。
	ファーム富田	０１６７-３９-３９３９ 北海道空知郡中富良野町北星	ラベンダーの里・富良野の広大なハーブガーデン。ショップ、資料館など付帯施設もすばらしい。
東北	大西ハーブ園	０１７６-５５-３４５９ 青森県上北郡六戸町大字折茂字前田３-２	喫茶、ショップ、ガーデンがセットに。取り扱うハーブはすべて自家製。品ぞろえも多彩。
	ハーブガーデン フラワーベール	０１７８-７８-２５１１ 青森県三戸郡新郷村大字戸来字雨池１１-２	ガラス温室「ハーブしま専科」のガーデン。ハーブ１２０種。レストラン、ショップあり。
	館ヶ森アーク牧場	０１９１-６３-５１００ 岩手県東磐井郡藤沢町黄海字衣井沢山９-１５	広い牧場の中で動物たちともふれあえるハーブ園。約１７０種。レストラン完備。
	田沢湖ハーブガーデン「ハートハーブ」	０１８７-４３-２４２４ 秋田県仙北郡田沢湖町田沢字潟前７８	田沢湖畔。ハーブ１６０種。喫茶、レストラン、ショップ、ガーデンを完備。日替わりハーブ風呂が人気。
	ハーブワールドＡＫＩＴＡ	０１８４-３３-４１５０ 秋田県由利郡西目町沼田字新道下４９０-５	鳥海山を一望するハーブガーデン。3万平方メートル。フレッシュハーブからオイルまですべてあり。レストラン、ショップも充実。
	蔵王ハーブファーム	０２２４-５２-１７１６ 宮城県柴田郡大河原町字南２０-２	５０００平方メートルの小さな英国風ガーデン。約１５０種。ショップ、喫茶店あり。アイスクリーム、キャンディーが人気。
	バンディアハーブガーデン	０２４１-３２-２８２９ 福島県耶麻郡北塩原村大字桧原字曽原山１０９６	薬効別・用途別にハーブが並ぶ。1万平方メートル。約50種。ドライハーブティーが味わえる。ショップもあり。

関　東

三春ファームハーブガーデン	024-942-7939 福島県田村郡三春町大字斉藤字仁井道126	阿武隈山系の丘陵に位置。14万平方メートルと広大。400種。ティー、クッキー、キャンディー、ハーブペーストが充実。
ハーブガーデンレストランレモングラス	029-295-1973 茨城県那珂郡那珂町飯田1718-4	実物を知ってもらうためのガーデン。約150種。レストランはティーも飲める。手作りジャムも好評。
グリーンハウス小山	0280-78-2192 茨城県猿島郡三和町左ェ門新田963-42	敷地6000平方メートル。バジル類、ミント類、レモンバーム、タイム等120種。種苗、鉢植えも買える。
ハーブハーモニーガーデン	0297-27-3214 茨城県水海道市大塚戸町519	敷地1万8000平方メートル。約350種。栽培、グリーンショップ、ハーブショップ、レストランの4部門がある。
那須ハーブハニーガーデン	0287-76-3568 栃木県那須郡那須町高久乙802	那須高原の中腹。ハーブは初心者にもわかりやすく並べてある。種類は10種と少ないが、レストランは充実している。
レストラン&ペンションキャットニップ	0288-54-1320 栃木県日光市霧降高原1541-650	霧降高原にあり、レストランにハーブ園が隣接。約50種。ハーブの料理教室も開いている。
ハーブ&カフェ　グテ	0284-73-8067 栃木県足利市八幡町2-4-14	ミント、タイム、ラベンダー等約20種。フレッシュミントハーブティーが飲める。ショップも併設。教室あり。
六月の森ハーブガーデン	0283-21-4911 栃木県佐野市富士町963	敷地1万平方メートル。約300種。ハーブ全般が味わえ、買える。週1回、園内で料理、染色、石けん等の教室が好評。
シャレー　ラ・ウルス	0278-58-7323 群馬県利根郡片品村土出368	標高1700メートル。タイム、ローズマリー、セージ、バジル等を使ったオリジナルハーブ料理が自慢。ティーもある。
美野原高原リフレッシュパークJA沢田　薬王園	0279-75-7111 群馬県吾妻郡中之条町大字折田2411	園芸療法、花療法のためのガーデン。2万平方メートル、約140種。クッキー、ティー、パン、アイスクリームなどがあり好評。
HERB GALLERY 生活の木　梅田乃里	0277-32-0977 群馬県桐生市梅田町4-357	「生活の木」直営のハーブガーデン。ハーブ染めやクラフト教室、宿泊施設もある。
ベルベティーンキャロット	0485-71-5972 埼玉県深谷市上柴町西2-14-11	喫茶のみ。ドライハーブティー12種。おいしいブレンドものが得意。希望に応じてブレンドしてくれる。ショップはない。
生活の木　ハーバルライフカレッジ	0429-72-1787 埼玉県飯能市美杉台1-1飯能美杉台フォーラム内	カルチャー講座用のエクササイズガーデンを一般にも開放。受講者はハーブを育てられる。レストラン、ショップ、ベーカリーもある。
Deux Amis（ドゥアミ）	0471-23-1339 千葉県野田市谷津741-1	アロマカフェがコンセプト。女性のためのブレンドティー「ビューティ」がおすすめ。ハーブブランチも数種類あり好評。
アトリエ　ペパーミント	047-386-4824 千葉県松戸市常盤平2-24-2-B-1	園芸、料理、染色、クラフトなどハーブの楽しみを提案するショップ&レストラン。教室も開く。

関　東

京成バラ園芸（株）	０４７４-５９-３３４７	千葉県八千代市大和田新田７５５	５万平方メートル。ローズガーデン、ローズショップ、ローズルーム、ガーデンセンター、レストラン、カフェがある。
しすいハーブガーデン	０４３４-９６-１１７１	千葉県印旛郡酒々井町中央台４-１１	約１８００平方メートルの敷地。約１５０種。風向きが変わるたびさまざまなハーブの香りが漂う。ショップも充実。
サンコーファミリー農園	０４７５-７６-６５８１	千葉県山武郡九十九里町北新田４４７７-２	ハーブ全般がそろう。地元のイワシにハーブを使ったオリジナル料理が人気。焼きたてカントリーケーキも。
矢田ラベンダーインスティテュート	０４７５-３３-４３１１	千葉県長生郡白子町関６９７４	昭和45年開園。ラベンダー、ローズマリーなど１００種。フレッシュハーブ、種苗、鉢植えが買える。
サンファームハーブアイランド	０４７０-８２-２７８９	千葉県夷隅郡大多喜町小土呂２５５	世界各地の代表的ハーブ２５０種を栽培。10万平方メートル。ショップ、レストランも充実。体験教室あり。
南房パラダイス	０４７０-２８-１５１１	千葉県館山市藤原１４９５	敷地14万５０００平方メートル。海岸線の総合フラワーガーデン。ハーブティーコーナーがある。ハーブグッズも各種。
オレンジペコ	０３-３９１５-５１５０	東京都北区西ヶ原１-６１-３	10種類のハーブを元にシングル、ブレンドが楽しめる喫茶店。リクエストにこたえオリジナルブレンドも。
ラ・ロシェル　南青山店	０３-３４７８-５６４５	東京都港区南青山３-１４-２３	ドライハーブティー3種。フレッシュハーブティー2種。あわびの網焼き、ブレッドオイルが人気。
トゥーザハーブズ　南青山店	０３-３４９９-２９００	東京都港区南青山５-１０-１	直営店10店。フランチャイズ4店。オリジナルブレンドハーブティー4種。全店で味わえる。
Afternoon Tea	０３-５４５９-１０１１	東京都渋谷区道玄坂1-12-5渋谷マークシティウエスト1F	フレッシュミント、ジンジャー（ショウガ）、ハチミツをブレンドしたクリアー・ハーブティーが人気。
ヴァンベール	０３-３７８９-５０５５	東京都世田谷区成城８-３０-１４	ハーブカフェ。ブレンドティー15種。単品30種。ドイツ直輸入のハイビスカスフレバーティーは人気。
ＰＬＵＳ　ＨＥＲＢ	０３-３４２１-０２９０	東京都世田谷区駒沢４-１６-１８　フラット駒沢２Ｆ	駒沢公園そば。生ケーキにフレッシュローズを添えて出してくれる。バジルのクッキー、紅茶とフレッシュミントのブレンドティー人気。
パティスリーヒロアキ	０３-３７０３-０６０６	東京都世田谷区上野毛４-１８-１５	ハーブティー専門店。商品・メニューの開発等、食に関するコンサルティングも。コースは予約制。じっくり煮込んだシチューが人気。
ミエコズガーデン	０４２-７３７-７４６４	東京都町田市金井６-３８-３１	ハーブのコレクション園。オールドローズ、ラベンダー、各国の茶、ローズマリー、香木など５００種。
ハーブ&パスタ　アッローロ	０４５-９７５-２６０９	神奈川県横浜市青葉区市ヶ尾１１６９-１２	シェフは自宅でもハーブを栽培。こだわりの日替わりブレンド・ハーブウォーターが自慢。

関東

草木土	０４５-６４１-３８８３	神奈川県横浜市中区山下町　ニューポートビル２F	オープンキッチンのハーブレストラン。目の前で炎・音・香りを楽しめる。ハーブコロッケ2個６００円が人気。
くりはま花の国 ハーブ園	０４６８-３３-８２８２	神奈川県横須賀市神明町１	用途別10ブロックで構成。2万平方メートル。約２４０種。効能を主にしたメディカルガーデンもある。

甲信越・中部

八ヶ岳薬用植物園	０５５１-３６-４２００	山梨県北巨摩郡小淵沢町上笹尾３３３２-２	県の施設で峡北森林組合が管理する。約50種。種苗と雑貨用ハーブのみ販売。
フェアーヘブン	０５５１-４８-５１２８	山梨県北巨摩郡高根町清里３５４５	清里高原の炉辺荘（ペンション）のショップ&レストラン。ハーブ全般がそろう。ハーブティー20～30種。
うえのはらハーブガーデン	０５５４-６３-１４３８	山梨県北都留郡上野原町鶴島２３７５	効能で区分けした造型ガーデン。約１００種。ショップ、レストランあり。ハーバルバスケットが人気。
河口湖ハーブ館	０５５５-７２-３０８２	山梨県南都留郡河口湖町船津	ティールーム「香りの散歩道」が評判。初夏には一帯でハーブフェスティバルが開かれる。
ハーブガーデン四季の香り	０５５５-７３-３３３８	山梨県南都留郡河口湖町船津１２００-１	富士山を眺めながら楽しめるガーデン。約１００種。手作りジャムが人気。ショップ、レストラン完備。
木島平やまびこの丘公園	０２６９-８２-４６６４	長野県下高井郡木島平村大字木島平3278-80	一年草の豊富なバリエーションの英国風ハーブガーデン。約50種。ショップ、喫茶コーナーあり。
ハーブガーデンコットンテール	０２６８-６２-２８０９	長野県小県郡東部町奈良原温泉	高原のガーデン。ラベンダー、ミントなど１００種。ショップ、レストランあり。燻製の教室がユニーク。
夢ハーベスト農場	０２６７-２５-９２５５	長野県小諸市大字八満２１５４	見本園と2つのガーデン。1万２０００平方メートル。約３２０種。ショップと喫茶コーナーあり。ハーブグッズ全般あり。
夢飛行	０２６６-７７-２９７２	長野県茅野市北山３４８２	「ホッソリティー」「シャッキリティー」「グッスリティー」「ハリキリティー」などユニークな名のオリジナルブレンドティー12種が人気。
蓼科ハーブマルシェハーブの里	０２６６-６７-２６００	長野県茅野市北山５５２２	標高１０００メートル。八ヶ岳、南アルプスを遠望。1万１０００平方メートル。約１００種。ショップ、レストランあり。
ペンション ルネ・クレール	０２５５-８６-３５８５	新潟県中頸城郡妙高高原町池の平	ペンションの庭で栽培するハーブ数十種を加工。ハーブティーの他、リース、ポプリ、手作りジャムなど。
北山ナーセリー	０７６４-９１-３６６１	富山県富山市有沢１８０	農場、見本園、ガーデンセンター（ショップ）合わせて約3万３０００平方メートル。３００～６００種。全般を扱う。薬草あり。
とやま健康の森・立山グリーンパーク吉峰	０７６-４８３-２８２８	富山県中新川郡立山町吉峰野間１２	喫茶、ショップあり。フレッシュハーブ、種以外はだいたいそろう。ハーブソフトクリームは手作り体験も可。

地域	名称	連絡先・所在地	特徴
甲信越・中部	珠洲ハーブの丘	０７６８‐８７‐２２８５ 石川県珠洲市折戸町１０部２１９	総面積51万平方メートル。日本最大の摘み取り農園。５００種。ショップ&レストランあり。３００円のティー＋ケーキが大人気。
	ハーブの里おぐちミントレイノ	０７６１‐９６‐７６６０ 石川県石川郡尾口村字女原甲５８	白山山麓の山並みに囲まれた英国風ハーブガーデン。1万平方メートル。約50種。ショップあり。体験教室あり。
	アロマハウス	福井県福井市文京３‐１０‐１０ http://www2.shift.ne.jp/~a-house	喫茶とショップのみ。スキンケア、ヘアケア、ボディケア製品、メディカルサプリメントあり。
	ふるさと公園 パスカル清見	０５７６‐６９‐２３２３ 岐阜県大野郡清見村大原	ラベンダーのガーデンと公園の複合。1万４０００平方メートル。ショップ、レストランあり。フレッシュハーブ以外はそろう。
	高富町四国山香りの森公園香り会館	０５８１‐２２‐５４００ 岐阜県山県郡高富町大桑７２６‐１	香りづくりが体験できる。50種。ショップ、レストランあり。種苗、鉢植えのみ販売。栽培、利用法の教室定期開催。
	ゆめ大国	０５７３‐５６‐３８９５ 岐阜県恵那郡山岡町上手向１４７０	ロックガーデン風5ブロックのハーブガーデン。70種。ショップでは種苗、雑貨用、オイル、エキスが買える。レストランはない。
東海	朝霧カナディアンハーブガーデン	０５４４‐５２‐１３３１ 静岡県富士宮市井の頭公園野鳥の森１１０１‐１９	総面積4万平方メートル。50種。ショップではハーブグッズ全般がそろう。レストランあり。ハーブ料理20種。ハーブティー33種。
	熱海ハーブ&ガーデン ニューアカオ	０５５７‐８２‐１２２１ 静岡県熱海市曽我１０２４‐１	ハーブグッズ全般を取り扱う。喫茶、レストラン、ショップ、ガーデンと、すべてそろっている。
	ガーデンテラス ライフサロン	０５４３‐３４‐０４１０ 静岡県清水市三保３０１２‐９	喫茶、レストラン、ショップ、ガーデンがそろう。ハーブグッズも全般あり。ハーブ入り天然酵母パンがとくに人気。
	熱川ハーブテラス	０５５７‐２３‐１２４６ 静岡県賀茂郡東伊豆町奈良本２７６	敷地６６００平方メートル。約２００種。ティールーム、ショップ完備。季節によってハーブの花狩りもできる。
	サンテパルク田原	０５３１‐２５‐１２３４ 愛知県渥美郡田原町大字野田字芦ヶ池８	農園１０００平方メートル。50種。カラフルでダイナミックな群生が特徴。ショップ&レストランあり。体験教室月4回。
近畿	メナード青山リゾートハーブハウス	０５９‐２６９‐３１８１ 三重県名賀郡青山町霧生２３５６	標高６００メートルの自然公園内にある。ドライハーブ、種、苗、雑貨用ハーブなどだいたいそろう。
	アンハウス	０７７２‐４６‐６３１０ 京都府与謝郡岩滝町字男山８００‐１	ラベンダー畑とオールドローズ園が主体。５４００平方メートル。30種。ショップでハーブグッズ全般が買える。
	グレースハウス北山	０７５‐４９３‐８００２ 京都府京都市北区紫野西蓮台野町４３‐１	30種を栽培。ショップでは全般が買える。15年の歴史の京都ハーブスクールを開催。
	ハーブガーデン メルヘン	０７７１‐２２‐３８６３ 京都府亀岡市曽我部町法貴４２	赤毛のアンをイメージしたユニークなガーデン。１５０種。レストランは完全予約制。食べながらハーブ料理の極意を学べる。

地域	名称	電話番号・住所	内容
近畿	Blueberry Fields 紀伊國屋	０７７-５９８-２６２３ 滋賀県大津市伊香立上龍華町６７３	自営のブルーベリー農園のブルーベリーを使った手作りジャムが人気。ハーブ20種。ショップ&レストランあり。
	ハーブ工房・双樹	０７４２-４４-４００８ 奈良県奈良市学園大和町１-２６０	実物を見てもらうためのガーデン。２００種。ショップではケーキやオリジナルグッズが買える。ハーブ教室も人気。
	パルシェ香りの館	０７９９-８５-１１６２ 兵庫県津名郡一宮町尾崎３０２５-１	香りをテーマにした都市と農村の交流施設。５種と数は少ないが、ショップあり。
	香寺ハーブ・ガーデン	０７９２-３２-７３１６ 兵庫県神崎郡香寺町矢田部６８９-１	敷地３０００平方メートル。ガーデン１０００平方メートル。３００種。ショップ全般。レストランのハーブメニュー７種。教室あり。
	ローズマリー農園	０７９４-９５-２２０９ 兵庫県加古郡稲美町岡５６３	草花や野菜と一体のハーブ園。酵素、竹炭、たい肥で育てている。約70種。ショップでハーブグッズ全般を買える。健康講座、教室もある。
中国	ドリームファームさんこうえん	０８５７-２３-２４９７ 鳥取県岩美郡福部村湯山１９７３	観光農園。６０００平方メートル。１３０種。ショップ、レストランあり。フレッシュハーブ以外はだいたいそろう。教室あり。
	ハーブロードいどべ	０８５９-５３-８８６６ 鳥取県西伯郡大山町中槇原	大山と日本海が一望。標高４５０メートル。７０００平方メートル。１２０種。ショップ、教室あり。レストランはない。
	ハーブ館おもちゃかぼちゃ	０８４７８-６-０１１１ 広島県神石郡神石町相波１７８９-５	触れて香りを楽しめる円形のハーブガーデン。1万平方メートル。50種。ショップ、レストランもある。ハーブ全般。
	天意（あい）の里 ハーブガーデン	０８２６-８２-３８９８ 広島県山県郡大朝町上ッ原	ジャーマンカモミールが主体。2万平方メートル。１５０種。レストランあり。ハーブグッズ全般がそろう。
	アルカディア　ビレッジ	０８２９-３８-２２２１ 広島県廿日市市原２２１０	総合ハーブガーデンリゾート。宿泊可。温泉もある。ガーデンはラベンダーが主。ハーブ餃子がユニーク。
	蒜山ハーブガーデン・ハービル	０８６７-６６-４５３３ 岡山県真庭郡川上村西茅部１４８０-６４	2万株のラベンダー園と観賞用ハーブ園。2万平方メートル。ショップと喫茶コーナーあり。
	香木の森	０８５５-９５-２３６９ 島根県邑智郡石見町大字矢上７１５４-１０	四季を通じて楽しめる。70万平方メートルと広大。約２４０種。ショップ、レストラン、温泉もある。
	ポピル	０８３３-４６-３５０５ 山口県下松市河内１７２０	生活雑貨とカフェテラス。ハーブティー26種。紅茶とのブレンドもあり、ハーブグッズはひととおりそろう。
	国民宿舎大城リゾート	０８３３-５２-０１３８ 山口県下松市笠戸島１４-１	ティーからグッズまで全般が楽しめる。岩盤地形のため石垣づくりのハーブ園。５０００平方メートル。２００種。
四国	アットイーズまるふく農園	０８８８-７５-３８７６ 高知県高知市福井町５-２-１	フレッシュハーブ１００種類。農園見学は無料。自家製ハーブケーキ、ハーブまんじゅうを販売しているコーナーも。

地域	名称	電話	住所	内容
四国	ゆとりすとパークおおとよ	０８８７‐７２‐０７００	高知県長岡郡大豊町中村大王４０３７‐２５	屋外ガーデンに３００種。温室もある。ハーブティー50種。特産のユズとマロウのブレンドティーが人気。グッズは全般。
四国	ハーブショップローズマリー	０８７８‐６７‐３５３１	香川県高松市花ノ宮町３‐４‐１２	ショップと喫茶。ハーブティーはすべてオリジナルブレンド。10種。フレッシュハーブの苗あり。手作りリース教室もあり。
四国	ハーバルハウスかわかみ	０８９８‐４８‐７７６６	愛媛県今治市町谷８０３‐１	ガーデンに３００種のハーブ。摘み取ったフレッシュハーブをティーにして飲める。ショップは苗（２００種）が主。
四国	梅錦ガーデン	０８９８‐７３‐２０７１	愛媛県周桑郡丹原町大字関屋甲４２９‐１	６万本のハーブがある。１万７０００平方メートル。２００種。ショップ、レストランあり。週1回カルチャースクール開催。
九州・沖縄	ミツセファームハーブガーデン	０９５２‐５６‐２４３４	佐賀県神埼郡三瀬村大字藤原３４９４‐１	標高４３０メートルの山間地。モデルガーデン、ショップ、レストランあり。６０００平方メートル。15種。月３回スクール開催。
九州・沖縄	山茶花高原ハーブ園	０９５７‐３４‐４３３３	長崎県北高来郡小長井町遠竹名山茶花2867‐７	ガーデン２万平方メートル。２００種。ショップは７００平方メートル、５０００品目の品ぞろえ。ハーブティー25種。ハーブグッズ全般。
九州・沖縄	ハーブ＆フラワーガーデン　グラスルーツ野岳	０９５７‐５５‐６２９６	長崎県大村市野岳町２２‐１	色や高さをバランスよく配置したハーブ園。１００種。レストランはない。ショップあり。教室あり。
九州・沖縄	体験型ハーブ農園大神ファーム	０９７７‐７３‐００１２	大分県速見郡日出町大字大神６０２５‐１	別府湾を望む海岸線と美しい森に囲まれる。５万平方メートル。１５０種。ショップ、レストランあり。教室も開く。
九州・沖縄	大分香りの森博物館　ミュゼ・パルファン	０９７‐５８９‐２６６０	大分県大分郡野津原町大字荷尾杵１０９７‐１０	喫茶、レストラン、ショップ、ガーデンがそろう。ハーブグッズも全般。香りづくりの工房、香りの展示もある。
九州・沖縄	くじゅう花公園	０９７４‐７６‐１４２２	大分県直入郡久住町大字久住４０５０	ハーブガーデンには約１００種のハーブ。レストラン「ミント」でハーブ料理を楽しめる。ショップもある。
九州・沖縄	うぶやま香草園	０９６７‐２５‐２８７８	熊本県阿蘇郡産山村田尻１５６	ハーブ栽培30年の経験を生かす。約２００種。ショップあり。レストランはない。週１回、教室を開く。
九州・沖縄	トロピカルファーム	０９８５‐３９‐８０５４	宮崎県宮崎市大字芳士１２３	ガーデン６６００平方メートル。２００～３００種。ショップではハーブグッズすべてがそろう。レストランあり。ハーブおじや人気。
九州・沖縄	ゼフィール	０９８５‐２７‐１２３４	宮崎県宮崎市新別府町前浜１４０１‐２４３	農園約１０００平方メートル。16～17種。レストランではすべての料理にハーブを使っている。オーガニックが特長。
九州・沖縄	開聞山麓香料園	０９９３‐３２‐３３２１	鹿児島県揖宿郡開聞町川尻５９２６	ハーブを正しく知ってもらうため一部を２年おきに入れかえる。10万平方メートル。ショップ、レストランあり。ハーブ全般。
九州・沖縄	ナゴパラダイス	０９８０‐５２‐６２６２	沖縄県名護市幸喜１７７４	農園２万３０００平方メートル。フルーツ、東南アジアの植物も。ハーブ18種以上。ショップ、レストランあり。パラダイスティーが人気。

◆ハーブを買えるお店（ショップのみ）

ハーブを効果的につかうには、まず、よりよい品質のハーブを選ぶこと。地元で評判のハーブショップなら、実際に見て触って購入できて理想的。親切なアドバイスを受けられるお店もいっぱいです。

	店名	電話番号・住所	特徴・ハーブの種類
北海道	（有）香遊生活	0157-26-6222 北海道北見市緑ヶ丘3-27-26	100種類のハーブがある。ハーブティーの他、入浴剤、石けん、スキンクリーム、キャンディーなどハーブアイテムが充実。
	株式会社ローレル	0125-52-3756 北海道砂川市西豊沼275	ドライハーブ、種、苗、雑貨用ハーブを取りそろえている。
東北	ハーブコレクション ミント	019-641-6580 岩手県盛岡市月ヶ丘3-45-1	1000平方メートルのハーブ畑でとれた100種類以上の苗を販売。ショップではハーブティーや各種グッズがそろう。
関東	タッジー・マッジー	029-247-7682 茨城県水戸市吉沢町301-4	種苗、鉢植え、切り花、ティー、エキス、オイル用ハーブ、その他雑貨用ハーブが買える。教室もある。
	パルポット	03-3816-5181 東京都文京区本郷2-29-10日原ビル1F	ドライハーブ、雑貨用ハーブ、エキス、オイル、ビネガーなど。ハーブウォーターもある。
	TABLE24	03-3351-4667 東京都新宿区四谷3-8 三橋ビル2F	オーガニックハーブティー、水出しハーブティーが人気。オイル、入浴剤、ポプリ、アロマテラピー基材も。
	ハーブ&ハーブズ 新宿店	03-3342-2111 東京都新宿区西新宿1-1-4	ハーブ関連全般。大日本明治製糖の直営ショップ。他に聖蹟桜ヶ丘店。カルペパーハウスの姉妹店。
	サンファーム商事 ハーブセンター	03-3866-1712 東京都千代田区東神田1-13-18	種苗、ティーから蒸留器など関連グッズ、書籍、ビデオまですべてがそろう。会員制度あり。
	プランタン銀座	03-3567-0077 東京都中央区銀座3-2-1	ヨーロッパ直輸入品あり。ドライハーブ、種苗、エキス、オイル、ビネガーなど充実。プランターもある。
	ニールズヤード レメディース表参道ショップ	03-5771-2455 東京都渋谷区神宮前4-9-3 1F	ドライハーブ（ティー）とエキス。他に直営店が3店ある（横浜みなとみらい、お台場ヴィーナスフォート、福岡）。

関　東

ハーバートハウス	03-3498-6340	東京都渋谷区神宮前5-42-16	開店13年の老舗。アロマテラピー紹介者・栗林さんと医学博士で管理栄養士・本多京子さんのお店。ドライハーブ30種類。
生活の木　原宿	03-3680-4393	東京都渋谷区神宮前6-3-8	種苗、鉢植え、切り花、ティー、雑貨用ハーブ、エキス、オイル用ハーブなど全般。全国に19の直営店。ハーバリスト常駐あり。
天の香り	03-5469-9068	東京都渋谷区渋谷2-7-14-102	ドイツのラ・フロリナ社直輸入の精油を使用。精油、植物オイル、芳香蒸留水（ヒドロラーテ）が主。
ロザ・ヴィータ	03-5459-3344	東京都渋谷区道玄坂1-12-5 渋谷マークシティウエスト1F	ハーブティーはシングル30種以上。5種類のオリジナルブレンドが好評。管理栄養士による食生活チェックも受けられる。
ナチュラルハウス 青山店	03-3498-2277	東京都港区北青山3-6-18	オーガニック認定ハーブへのこだわりが自慢。ドライはシングル10種類、ブレンド12種類。エキナセアやネトルが人気。全国に約20店舗。
カルペパーハウス 青山店	03-3486-8763	東京都港区北青山3-6-20	ドライハーブからクラフトまで全般。大日本明治製糖直営。他に4店ある（鎌倉、大阪、広島、博多）。
紀ノ国屋インターナショナル	03-3409-1231	東京都港区北青山3-11-7	食品スーパーだけにフレッシュハーブ20種、スパイス類40種、ハーブティーも50種類。首都圏に6店舗ある。
乃木坂グリーンハウス	03-3470-5318	東京都港区六本木7-3-22　2F	35種類のシングルティーあり。ハーブ化粧品や雑貨を自分で作りたい人向けの原料もある。
ミントマジック	03-3716-0039	東京都目黒区鷹番3-5-3	ドライハーブ150種類のほか、薬効別オリジナルブレンドティーが20種類。自家製ハーブクッキーが好評。
グリーンフラスコ 自由が丘店	03-3724-3714	東京都目黒区自由が丘1-25-2　2F	薬剤師が経営するメディカル・ハーブの本格ショップ。ドライハーブの量り売り。全般がそろう。会員制度あり。ハーブ関連書籍も多彩。
かおりの花束	03-5729-4682	東京都目黒区自由が丘2-3-12	ドライハーブ、雑貨用ハーブ、エキス、オイル、ビネガーの他、ハーブのお香、本、クラフトも充実。
ハーブショップタクト	03-3418-5366	東京都世田谷区駒沢2-5-14	種苗、ティー、雑貨用ハーブ、オイル、エキス、ビネガー、ハーブとアロマテラピーの教室あり。
カリス成城 本店	03-3575-2138	東京都世田谷区成城6-15-15	ドライハーブ、雑貨用ハーブ、ティー、エキス、オイル、ビネガー、クラフトなど全般。教室もあり。
パステック	03-3773-2007	東京都大田区中央4-30-7-101	ハーブ全般。ゴキブリよけ、シューズキーパー、枕、アイピロー、入浴剤などオリジナルグッズも多彩。
ジャルダン・デ・ポプーリ	03-3488-5102	東京都狛江市中和泉3-27-8	ティー、雑貨用ハーブ。アイデア豊富でアットホームなレッスンをするポプリ・クラフト教室が好評。

地域	店名	電話・住所	特徴
関東	中貿チャイナシティ	045-664-1788 神奈川県横浜市中区山下町202	横浜中華街のエスニック雑貨店。ドライハーブ約50種。
	グリーンサム	045-662-0409 神奈川県横浜市中区元町5-211-37	種苗、雑貨用ハーブ、エキス、オイル、ビネガー。ハーブを用いた魔女人形は人気のオリジナル商品。
	トヨタカレリア ハーブの館	045-625-2703 神奈川県横浜市中区本牧原1-5	世界にひとつしかないオリジナルハーブティーを作ってくれる。ドライハーブ100種類以上。講習会もあり。
	香り&ハーブアールグレイ	0467-82-6485 神奈川県茅ヶ崎市新栄町1-13	湘南では唯一のハーブ専門店。ハーブ全般の他、少人数で開く月4~5回のセミナーが評判。ティーの試飲あり。
	香り仕事	0467-22-6478 神奈川県鎌倉市山ノ内1434	ガーデンでとれた20種類のハーブティー、苗を販売。ほかにハーブウォーター、ポプリ、サシェなど。
甲信越・中部	ハーブ工房HCC	0553-22-3304 山梨県山梨市上神内川270	ティー、雑貨用ハーブ、オイル、エキス、ビネガー、ハーブ講習会を開催。公園、ポケットパークの企画もできる。
	ハーブショップYOU・樹	0552-75-0480 山梨県中巨摩郡昭和町上河東390	自家栽培のハーブを使ったティーと関連グッズが主。苗は約300種。卸し売りもしている。通販あり。
	ハーブガーデンアロマ	0761-22-8140 石川県小松市安宅新町ナ39	ドライハーブ、種苗、雑貨用、オイル、エキス、ビネガーなど。婦人会サークル等での講師も請け負う。
近畿	胡錦館（こきんかん）	075-461-8674 京都府京都市右京区音戸山山ノ茶屋町8-2	2階にハーブ専用フロア。ドライハーブは30~40種類、苗は約100種類ある。喫茶コーナーもある。
	グリーンスポット デン	075-391-9201 京都府京都市西京区上桂前田町49-1	種苗50種類、ハーブティー60種類。セント・ジョーンズワートやエキナセアが売れ筋。リクエストすればその場でブレンドしてくれる。
	ローズショップ サムホール	078-222-1200 兵庫県神戸市中央区山本通2-8-15	ハーブの鉢植え、切り花、雑貨用、オイル、ビネガー。リースやブーケなどの教室もある。
中国	SORAMIMI ハーブショップ	0852-21-8521 島根県松江市西川津町4248	ローズマリー、タイム、ミントなど約500種を栽培。フレッシュハーブ以外ならすべてそろう。栽培教室を随時開いている。
九州	ヴィクトリアン・ポジィ 門司港レトロ店	093-332-3312 福岡県北九州市門司区港町5-1 海峡プラザ西館1F	英国製ハーブティー15種類。キャンドルやお香、オイルランプなど海外直輸入のグッズが豊富。
	ローズマリー	096-363-1316 熊本県熊本市出水1-6-15	種苗、ティー、雑貨用、エキス、オイル用。カルチャー教室、各種セミナー講師、福祉施設などの庭園設計も請け負う。
	VERDE（ヴェルデ）	096-359-8066 熊本県熊本市城東町5-58	店長はカルチャースクールの講師。医師も参加するハーブ講座は内容に定評がある。ハーブティーは50~60種類。オリジナルブレンド10種類。

◆ハーブの通信販売窓口

今すぐハーブを試したい人には通販が便利。ファックスやEメールでの受付もあります。

会社名	受付方法・連絡先	通販で買えるもの
ハーブの家 花薄荷（はなはっか）	T／0157-42-4767 F／0157-42-4666 E／ANA45215@nifty.com ＊3千円以上は送料無料	12種のブレンドティー、はちみつ、シナモンスティックなど
ファーム富田	T／0167-39-3939 U／http://www.hokkai.or.jp/farm-tomita	4種のハーブティー、香水、リンス、アレンジフラワー、苗など
田沢湖ハーブガーデン「ハートハーブ」	T&F／0187-43-2424 U／http://www.heart-herb.co.jp/	ハーブティー、ハーブ入浴剤、苗など
バンディアハーブガーデン	T／0241-32-2829 F／0241-32-2429	シングル・ブレンドティー、クッキー、ジャム、オイル、石けん、入浴剤など
三春ファームハーブガーデン	カ／切手530円分を郵送。住所・氏名明記のこと 〒963-7723 福島県田村郡三春町大字斉藤字仁井道126	種、苗、フレッシュハーブなど
ミエコズガーデン	カ／切手80円切手5枚を郵送。郵便番号・住所・氏名・電話番号明記のこと 〒195-0072 東京都町田市金井6-38-31	ニュージーランド・キング社のハーブ商品全般
香木の森	カ／無料 郵送・ファックス・電話いずれかで T／0855-95-2369 F／0855-95-0209（住所は119ページ参照）	季節のハーブ苗全般（1回につき6個以上から受付）
くじゅう花公園	T／0974-76-1422 F／0974-76-1383 U／http://www.hanakoen.kuju.oita.jp/	オーデコロン、精油、オリジナルアイスクリーム、写真、ポストカードなど
ハーブコレクションミント	カ／無料 T&F／019-641-6580 （ファックスの場合は住所・氏名・電話番号明記のこと）	シングル・ブレンドティー。電話で体質を聞き、調合の上送ってくれることも可
サンファーム商事ハーブセンター	カ（会員制）／切手200円分を郵送（住所は121ページ参照） U／http://www.sun-farm.co.jp E／herbcenter@sun-farm.co.jp	フレッシュ、ドライ、ハーブ用容器類など全般。会員には10％割引の特典あり
大日本明治製糖株式会社 ハーブ・食品開発事業部通販グループ	T／03-3271-4182 F／03-3281-1779 U／http://www.rakuten.co.jp/dm~shop/	種、苗、ドライハーブ、精油などハーブ関連全般
グリーンフラスコ通販部	カ／無料 T／03-5729-1662（問い合せのみ） U／http://www.greenflask.com E／g-fkask@greenflask.com	ドライハーブ、アロマグッズ、容器類、ハーブパウダー、サプリメントなど

※「受付方法」内の記号は、T＝電話、F=ファックス、E＝Eメール、U=ホームページのURL、カ＝カタログ請求を意味します。

ハーブショップYOU・樹	T／0552-75-0480 F／0552-75-0485 U／http://www.kofucci.or.jp/youki/	自家栽培のハーブを使ったハーブティーと関連グッズ。苗は約300種
(株)ファインドニューズ	T／097-567-6782 U／http://www.herb.co.jp/	ドライハーブ、バジルペーストなどハーブ食品全般、ハーブウォーターも
株式会社ロム・プロジェクト	T／03-3441-0604	ドライハーブ、雑貨用ハーブ、ブルガリアローズに関する食品、アロマ、雑貨など
ファンケル	T／0120-30-2222(フリーダイヤル) U／http://www.fancl.co.jp	ハーブの各種サプリメント。セント・ジョーンズワート、エキナセアなど
有限会社オカジマ	T／06-6555-6477 F／06-6552-1322 U／http://www.rakuten.co.jp/risa/	ナチュラルファクターズのハーブサプリメント、アロマブリーズなど
ノラ・コーポレーション	T／0120-878-611(フリーダイヤル) U／http://www.no-ra.co.jp/ E／mail@no-ra.co.jp	オーガニックハーブを使ったアルコールなしのチンキ剤、ハーブのカプセル剤など

◆ハーブ療法が受けられるクリニック

現代医学のドクターがハーブ療法を取り入れ診療してくれるクリニックなら安心です。

緑蔭《りょくいん》診療所

神奈川県南足柄市塚原4350-1
TEL/0465-73-3470
FAX/0465-73-2740

中国医学を中心に、ハーブ療法、アロマセラピー、西洋医学などを組み合わせ一人ひとりに合った医療を実践。不妊症、更年期の諸症状、アトピー性皮膚炎、喘息、リウマチなどに対応(内科・婦人科・皮膚科)。

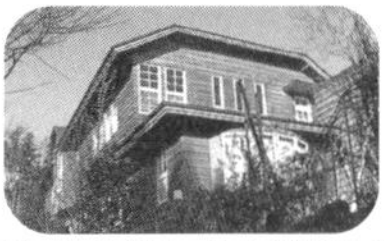

箱根の東南山麓にある瀟洒な診療所

赤坂溜池クリニック

東京都港区赤坂1--5-15
アネックスビル5階
TEL/03-5572-7821
FAX/03-5572-7820

内科・心療内科・精神科を併設。現代医学による診断・治療を土台に、心理面や食生活などの生活改善指導や種々の伝統医学を取り入れている。(予約制)

泉医院

東京都江東区千田22-4
丸千ビル201
TEL/03-3645-1337
FAX/03-5572-7820

消化器科、循環器科、脳神経科、皮膚科、整形外科の領域にハーブ療法を取り入れている。(予約制)

協力店一覧

【写真提供】

◆ハーブハーモニーガーデン
茨城県水海道市大塚戸町 519　TEL0297-27-3214

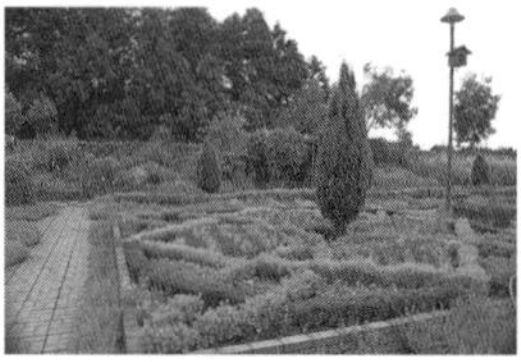

屋外ガーデンの他に温室もあり、一年を通じて
世界のハーブが観賞できます

◆香木の森
島根県邑智郡石見町大字矢上 7154-10　TEL0855-95-2369

◆湯布院ハーブワールド
大分県大分郡湯布院町大字川上佐土原　TEL0977-85-4656

◆ジャパン・ハーブ・ソサエティ
東京都新宿区細工町 1-5-701　TEL03-3267-2105

◆熱川ハーブテラス
静岡県賀茂郡東伊豆町奈良本 276　TEL0557-23-1246

【情報提供】

◆（財）日本特産農産物協会
東京都港区赤坂 1-19-13 三会堂ビル　TEL03-3584-6845

◆日本緑茶センター
東京都新宿区高田馬場 1-24-16 内田ビル 3 F　TEL03-3200-0611,8201

【商品提供】

◆株式会社健草医学舎
東京都板橋区小豆沢 1-13-5　TEL03-3558-1444

◆ピア・ワン自由が丘店
東京都目黒区自由が丘 2-17-8　TEL03-5701-1791

◆ビレロイ＆ボッホ自由が丘店
東京都目黒区自由が丘 2-17-1　TEL03-5731-7301

◆株式会社シーズコア
東京都世田谷区尾山台 3 -22-13　TEL03-3704-2725

参考文献

「メディカルハーブ」ペネラピ・オディ著（日本ヴォーグ社）
「メディカルハーブ LESSON」林真一郎著（主婦の友社）
「ハーブティー　おいしく飲んで美しく健康に」佐々木薫監修（池田書店）
「ハーブ図鑑」ハーブハーモニーガーデン監修（日本文芸社）

ハーブさくいん

橋口玲子（はしぐち　れいこ）

東邦大学医学部卒。医学博士。内科・小児科医。神奈川県南足柄市の緑蔭診療所で中国医学を中心に、西洋医学、ハーブ療法、アロマセラピーなどを取り入れた医療を実践。呼吸法、イメージ療法などストレス緩和法を研究し、セルフケアの指導も行う。主な著書に『だから疲れやすかったのか』（青春出版社）、『クスリの飲み方　知っておくべきこと』（河出書房新社）、『間違いだらけの健康知識』（同文書院）など。

●フードコーディネート＆レシピ／**三上信子**（みかみ　のぶこ）

南足柄に窯をもつ陶芸家・三上亮氏夫人。女性誌等で氏の器を飾るオリジナル料理を多数制作。ハーブ料理、パンの研究にも取り組む。天然酵母パンは緑蔭診療所で購入でき、好評を得ている。本書では三上亮氏の器（土鍋等）を多数使用させていただいた。

●薬膳指導／**橋口　亮**（はしぐち　まこと）

東邦大学医学部卒。婦人科・麻酔科医。主として漢方療法によって、婦人科疾患、アレルギー性疾患等の難治性疾患の治療にあたっている。薬膳への造詣も深く、本書では料理の一部を制作。

専門医が教える　体にやさしいハーブ生活

2000年 7月 5日　第1刷発行
2013年 8月 5日　第4刷発行

著　者　橋口玲子
発行人　見城　徹
編集人　福島広司

発行所　株式会社 幻冬舎
〒151-0051　東京都渋谷区千駄ヶ谷4-9-7
電話　03-5411-6211（編集）　03-5411-6222（営業）
振替　00120-8-767643
印刷・製本所　株式会社 光邦

検印廃止

ISBN4-344-00001-3 C2077
Printed in Japan
幻冬舎ホームページアドレス　http://www.gentosha.co.jp/
この本に関するご意見・ご感想をメールでお寄せいただく場合は、comment@gentosha.co.jpまで。